U0016987

保健叢書㉓

刮痧養生保健法

吳長新、涂淑芳 著

吳　序

　　「雜合以治」是中國傳統醫學的至高境界，也是我個人多年來推廣傳統醫學的理念。遠在戰國時，名醫扁鵲治病，就是依病體狀況，施以針灸及湯藥或手足心道等，而被譽為治病如神。

　　「刮痧」是一項民間廣泛流傳的治方，看起來簡易，但有其深奧理論基礎，也是「雜合以治」可應用的治方之一。只可惜，民間的流傳僅口口相傳其操作手法和強調功能，不但有訛誤，更沒有醫理研究的基礎。

　　在不知其所以然的情況下，往往未循經脈和陰陽五行的醫理，而在頸背或體表整片刮動，使其出痧。在一大片刮痧區域中，總會碰到經穴，讓病體在起初一、兩次，感受舒解痧結的輕鬆。然而，卻也未能針對身體情況加以處理，療病效果必然有限。

　　自然療法已經是世界健康的趨勢，刮痧正是中國傳統醫學中極為簡易實效的一種自然療法。過去，人們保守「獨家秘方」以作為優勢的心理太重，往往不肯將其中奧妙發揚光大，實為可惜。

　　正由於缺乏具中醫理論基礎者花心思有系統整理，一般人對刮痧有著若干誤解，要推廣發揚之，得先澄清以正確觀念。我個人更深信，在醫理應用上，發揮功能，緩解病體痛苦最重要。在發揚各種中國傳統治方時，各取所長「雜合以治」，應勝過堅守一方，彼此相輕才是。

　　從民國73年開始，我將針灸經穴整合民間刮痧與拔罐法，整理研究出「刮痧拔罐法」，以符合經脈穴絡和陰陽五行的療法，加以推廣。在考慮現代人需要和一般人自我保健的方便性與可行性之下，則又發展出以個人保健為目的的「刮痧養生保健法」。

　　在藥物濫用、藥物副作用、手術浮濫等問題被反省探討的年代，以「刮痧養生保健法」作為現代人日常預防醫學，是值得積極提倡的。

　　感謝促成本書出版的所有人，將盡量當面向你們致謝。

吳長新　81年6月於永和
中國科學氣功學會

涂　序

　　初起，以一般概念接觸刮痧，實在無法了解吳長新先生何以這般積極提倡刮痧養生保健法。

　　當我一步步身體力行刮痧養生保健法時，不但身受其益，同時也把它當寶貝。而那片烏黑漂亮的牛角骨刮痧板已變成我的隨身伴侶。

　　「刮痧」成了我和五歲半孩子每天的健康遊戲，臨睡前我在他的頸背輕刮，再刮刮腳、腿和手穴道，孩子從抗拒到會指定「刮小腿這邊嘛！比較舒服」，經由這麼簡易的方法，我每天與孩子做健康交談。

　　每天我不忘隨時自己刮一下，擺脫了長久以來脖子僵硬的痛苦。更過癮的是，經常有機會讓那些昨晚沒睡好、最近好累和長年腰痠背痛的朋友，立即感受刮痧的舒服感，而贏得友誼。

　　在台北故宮博物院結交的義工朋友吳，是「醫生娘」，她不但成為刮痧同好，更宣稱它該被推廣為「現代婦女必備手藝」，就像家人骨折、割傷時該知道如何處理，而不是什麼都不知，只會束手無策。健康管

理是居家必備，人人應行的事，可不是特權或權威才辦得到。

　　從對刮痧著迷，到向吳長新先生一再就教，如何把刮痧養生法推廣成一般人就辦得到的保健法，並由他的口述和資料執筆完成此書，深覺受益很大，也不時向周遭朋友推薦。

　　很多朋友每日努力辛勤地工作，無非是為了美好的將來，但是卻失去了健康，不知將來的美妙在那裡？「一片刮痧板走天下」已成為我個人奉行名言，但願有更多人加入這個健康養生行列。

　　　　　　　　涂淑芳　　一九九二年六月於台北

目　次

第一章

提倡養生保健DIY

　　自己的健康自己動手保健（Do It Yourself）是這本書所提倡的。養生保健DIY自己幫自己的真正意義是，健康既然這麼重要，你就不該對自己身體發出的「初病訊息」漠視或不在意，你就應該隨時自己進行養生保健。養生保健DIY絕不等於自己胡亂抓藥吃或應該向專業醫師就診時，卻不就醫。

　　在中國傳統保健養生法當中，有一項簡易實效且廣為人知的法寶，那就是被稱為「老祖母絕活」的「刮痧」。只可惜，這項長久流傳於民間的治方，缺乏具中醫理論基礎者有系統的整理介紹，而有許多普遍性的誤解。

　　這本書將引導讀者以全新觀點來看刮痧，破除一般人對刮痧的誤解和因不了解而有的莫名恐懼，更將中國傳統醫學「經穴療法」結合「刮痧去瘀」的醫理，整理成一般人都辦得到的健康DIY方法——「刮痧養生保健法」。

　　古人的智慧需要跟隨現代的脈動，不同的人應該自有一套養生保健之道。本書為20類不同生活型態和12種不同體質的現代人，提供了「自己就辦得到」的日常刮痧保健養生法。

　　由西方醫學觀念主導的現代醫療體系，講求專業與分工，診療的權責交由專業醫療人員負責。然而，在今天主張以中國傳統醫學結合民間療法的「刮痧保健養生法」，

來提倡健康DIY，卻有它的時代意義。

現代人精神壓力大、勞動機會減少，很多人身體上總有一些煩人而揮之不去的小毛病，如肩膀痠、脖子硬、頭疼、腰痠背痛。然而，現代人太忙，往往無暇或無法忍受在冗長的掛號及候診後，卻只能與醫師匆匆見過，而寧可任由身體「不太舒服」的訊息不斷發出，干擾日常精神與情緒，更逐日累積成疾。

刮痧保健養生法主張，忙碌的現代人應該不時停下來，聽聽身體所發出痠痛脹麻等不舒服的訊息，隨時自己動手保健，不再只是束手無策。在日常生活中就以「去瘀除病」的刮痧法養生保健，而不視「久瘀成病」再吃藥，為健康唯一療方。

第二章
以全新眼光看刮痧
——刮痧養生保健法

提到「刮痧」，一般人會馬上聯想到刮暑痧，採用刮痧法來治療中暑，確實有驚人效果。然而，暑痧只是痧症的一種，若以中國古醫的眼光來看，所有的疾病皆可稱為痧症，而「刮痧去瘀」的醫理更可以配合現代人的生活型態和體質，應用成為個人極佳的養生保健法。

在各樣精密醫學檢驗、診斷儀器未被作為診病的依賴與判斷之前，中國老祖宗已經懂得經由觀察體表經穴的瘀氣出痧情況，加上望聞問切，診斷身體的病情狀況。

中國傳統醫學認為「痧」就是瘀積於體表、末梢神經和經絡內的有毒物質。「刮痧」就是使用特定工具，在體表一定部位連續刮動，將黏附在組織間不暢通的有毒物質提引到表皮，慢慢向外擴散。

輕輕用力的「刮痧」就是一種按摩方式，體表在接受連續刮動後，皮膚會逐漸出現紅疹，也就是「出痧」。

「出痧」是一種物理現象。當人體細胞血脈無法正常排出的物質黏附在組織間，身體就有了瘀結，也就呈現出疼痛、僵硬、痠麻感受，經由對體表刺激、牽引後，這些部位就會有「出痧」現象。

無論是保健或治病為目的，在刮痧前，都必須在體表塗抹具潤滑功用的油膏，以防止皮膚因摩擦受傷。「出痧」並未破壞身體組織也不是皮膚受傷，不值得驚慌、恐懼，

反而可以將出痧情況當成身體健康狀態的研判指標。

紅疹出現的方式，一般是由小塊逐漸大塊，顏色由淺而深。「粉紅色」是一開始刮痧時出現的色澤，健康正常的部位會維持這個顏色，停止刮痧不久後自然消退。

身體的痠痛點會很快的出痧，色澤從紫紅、醬、黑不等，顏色愈深濃顯示瘀積愈重。不過，陳年舊疾往往在部位內已結成硬塊，反而不易出痧，必須連續數日多刮，才能慢慢將瘀積物質牽引至體表，產生紅疹現象。

西醫對痧症的解釋是「熱失調」，是指人體在水分不夠狀況下，加上身體內深層高溫無法有效排除所致。

中醫古籍中記載有，夏秋之際，風、溼、熱三氣盛，人若勞逸失度，則容易感邪，而常發痧症。這裡所談到的「痧症」就比較相近於西醫所稱的「熱失調」。

在現存的中醫古籍中有關「痧症」的記載，涉及內、外、婦、兒各種疾病共一百多種。我們相信，疾病的分類是為了診療的方便，「痧症」是中國老祖宗把人體內在氣血與外在環境互動的狀態，自成系統的用來界定病症的方法。

從另一個角度來說，在一般人熟悉的西醫疾病分類法未出現前，很多病都被以「痧症」稱呼。所以我們也可以說所有病都是痧症的一種。

「百病皆起於瘀、瘀者不通、不通者痛」是中國傳統醫學對疾病的看法。人體長期受風、暑、溼、燥、寒、火等氣侵襲，當身體循環系統正常時，多數氣是養人之氣，也由於身體具自然免疫的自療功能，也能將若干濁氣化解。

然而，當機體內虛、正氣不足時，外在穢、濁、癘的

邪氣就會乘虛侵入，使身體機能逐漸失調，氣血阻滯。

「痧之初發，必從外感」，痧症由外而內，由輕而重，需要精通醫理和經穴者臨床研判。不過，一般人卻可以循著「百病皆起於痧」的醫理，應用刮痧治病的原理，經常性的將痧積於體表或末梢神經的不暢通物質加以排除。這種防患於未然的作法，正是中國傳統醫學的預防醫學，也就是人人可行的刮痧養生保健法。

第三章

一片刮痧板保健全身

使用特定工具，在體表一定部位連續刮動，就是「刮痧」。輕輕施力刮痧就是一種按摩方式，而且是刺激量比以手為工具的按摩大，凡是可按摩的體表也都可以刮痧。

一隻無缺口的磁湯匙、一枚邊緣平整的碟子或一片牛角骨製成的刮痧板都可以當作刮痧工具。民間流傳的刮痧法，有的用錢幣，但應慎防邊緣銳利引起割傷和銅錢成分不安全損害皮膚；也有的用手撐（或稱扯痧），會引起患者皮肉之痛，而心存抗拒，並非好方法。

牛角骨製的刮痧板有攜帶便利、觸感舒適的優點，尤其牛角具解毒功效，用來刮痧十分合適。選擇牛角製刮痧板以外觀形狀、厚薄度能符合身體各部位角度，便利施力為佳。牛角遇熱水易裂，故不要經常泡水。

適當施力的刮痧不但不會引起疼痛，反而是一種舒服的按摩。刮痧養生保健法是以經穴脈絡為基礎，應用「刮痧去瘀」的原理，將瘀積於體表或末梢神經滯流不通暢的有毒物質加以排除。所以只要隨身一片刮痧板也就能隨時保健全身。

經常以刮痧養生保健法做日常保健，能發揮促進血行、增進抗病力、抗炎症作用、調整自律神經和使副腎作用活潑增強生命力的功效，是人人可行、簡易有效的自然療法。

刮痧由於會出痧，在皮表上出現點點紅斑痕跡，而使

對刮痧缺乏認識的人誤認為造成皮膚傷害。然而，也正由於刮痧有出痧的特性，而產生了「治病即診斷」的優點。

精通經絡穴道和醫理者能在觀察體表的出痧狀況後，準確地研判患者臟腑的病變情況，且立即給予刮痧或刮痧拔罐或針灸治療。

以保健為目的的一般人，或許無法對十二經絡和奇經八脈有充分了解，但也依然可以有基礎了解後，到達「保健即診斷」的自我檢視。

要從身體出痧狀況，了解個體健康，主要是刮身體背部正中線的督脈（圖3-1）和兩側膀胱經（圖3-2）。

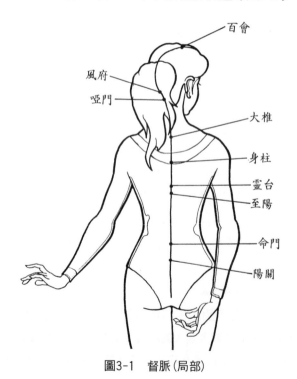

百會

風府

啞門

大椎

身柱

靈台

至陽

命門

陽關

圖3-1　督脈（局部）

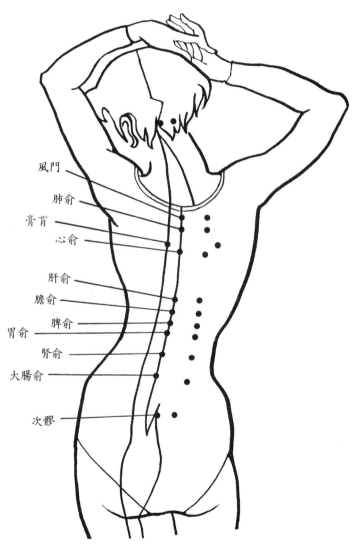

風門
肺俞
膏肓
心俞
肝俞
膽俞
脾俞
胃俞
腎俞
大腸俞
次髎

圖3-2 膀胱經(局部)

　　督脈屬陽，在體背沿脊椎而行，主管身體整體機能，又為神經匯集之處。先從頸部往下刮動，直至腰骶部的仙骨，能使全身繃緊的神經放鬆。不同的身體狀況，督脈上也會有明顯的瘀積點，它常和膀胱經上瘀積點相呼應，但對病體的診斷以膀胱經為主。督脈一旦先刮，身體放鬆後再刮兩側膀胱經，能使膀胱經上俞穴的瘀積現象更易顯現。

　　膀胱經也和督脈一樣，從顏面經頭頸至體表，以診斷與保健為目的時，從第一胸椎與肩胛骨中間點往下直刮，左右兩側都刮。

　　主管全身五臟六腑的「俞穴」是身體精氣聚集點，都在膀胱經上。如肺俞和呼吸器官功能對應，肝俞和肝臟功能、視力對應，胃俞和胃腸功能對應，一般人能直接從部位的出痧作基礎判斷，知道這部分臟器功能已發出「不良」訊息，應經常性加以刮痧去瘀、促進功能和保健。

　　不過，只對單一穴道出痧了解，屬保健範圍，要作療病診斷則需深一層了解。由於個別病體狀況不同，以診病為目的時，並不只對單一穴道作判斷，通常每個人的出痧點都會分佈不同，應就中國傳統醫學根基的五臟六腑相生相剋的陰陽五行之理，作整體區域診查。

　　例如，同樣有「高血壓」的病象，有些醫案是因肝臟功能影響心臟功能所致，有些人則因心臟功能欠佳造成腎臟問題引起，這些都必需精通經脈穴絡和中醫易理才能作臨床診斷。

　　一般人的日常保健刮痧，可在督脈與膀胱經上明顯瘀結出痧點，作斜下往外側方向刮動，以療病為目的，則常配合拔罐或其他治方。

　　有脊椎側彎的人在作督脈刮痧時，體背會明顯出現非正中直線，通常也因脊椎側彎的壓迫，會造成若干病變症狀出現。

　　左右膀胱經上的出痧會有不平衡情況，顯示身體臟器和機能失調，由其中某一邊開始。

第四章

刮痧養生保健法要領

　　刮痧的工具只要是邊緣平滑的大致可用。牛角骨製的刮痧板則有隨身攜帶方便、觸感好兼具解毒功能而受歡迎。

　　刮痧板的形狀常見的有如圖數種，以能符合身體各部位角度，容易施力為佳。

　　各式刮痧板簡介如下：

　　⑴**魚型鯤刮樂**（圖4－1）：由牛角骨製，形狀若魚，有如《莊子・逍遙篇》中所陳述可悠遊四海的鯤，刮痧板的各個部位設計有其特殊適用效果。

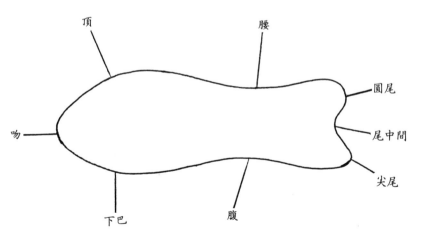

圖4-1　魚型鯤刮樂刮痧板造型符合身體不同部位

吻（魚嘴）：適用於穴點的加壓或刮動、骨縫。

頂（頭）：適用體表寬廣面、體背、大拇指根部。

下巴（鰓）：適用於顏面輕刮。

腰：適用於小腿、手臂刮動。

腹：適合刮大腿部位。

圓尾：穴點加壓、骨縫、掌側區域適用。

尖尾：穴點加壓、骨縫。

尾中間：適合於指頭、眉稜骨刮動。

⑵**按摩棒刮痧板**（圖4－2）：一端是可用來做手足

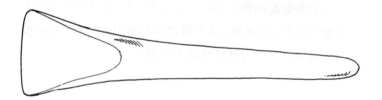

圖4-2　按摩棒刮痧板兼具刮痧板與按摩棒功用

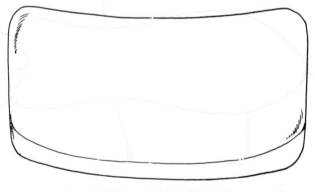

圖4-3　一般刮痧板—厚型

按摩的按摩棒，一端是扁平刮痧面，具雙重功能。唯長度、體積大，外出攜帶較不方便。

(3)**一般刮痧板（厚型）**（圖4－3）：屬第一代刮痧板，適合手型大和經常持拿者，缺點是施力較不順手，出痧較慢。

(4)**一般刮痧板（薄型）**（圖4－4）：外型較輕巧，施力效果佳。

刮痧的第一步驟是在皮膚表面塗抹具潤滑效用的油膏。古人用水、酒、麻油，現代人不妨用凡士林、青草藥膏、嬰兒油、乳液、面霜等。若使用的是具刺激性的油膏，要注意皮膚的承受程度。

刮痧施力的基本手勢是將刮痧板輕按皮膚，再以垂直角度順勢滑下，僅朝單方向刮，不要來回刮動。手持刮痧板刮動時手力要均勻，用整個手施力，力量通常由輕逐漸加重，以無疼痛感但易出痧為佳。替別人刮痧時，要不斷詢問對方感覺，根據其反應來調整施力的輕重。

以療病為目的的刮痧法，會針對病體的虛實而施以補

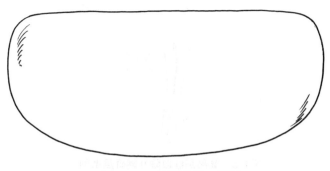

圖4-4　一般刮痧板—薄型

或瀉的刮法。以保健為目的的刮痧，遵循陰升陽降的原則較為簡易（圖4－5），即腹面為陰、背面為陽，下部為陰、上部為陽，四肢內側為陰、四肢外側為陽。需要特別注意者，本書會針對各種情況特別加以說明。

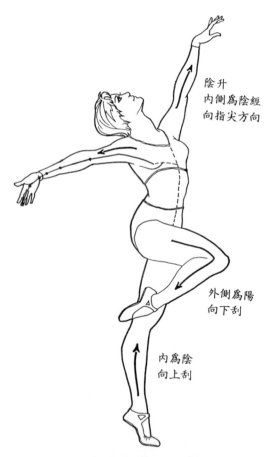

陰升
內側為陰經
向指尖方向

外側為陽
向下刮

內為陰
向上刮

圖4-5　簡易刮痧以陰升陽降為準則

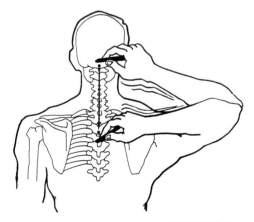

圖4-6　自行刮背部第一段先刮頸椎至胸椎

　　平時自己做保健刮痧，塗抹潤滑油膏後，在同一部位順單方向刮拭，只要覺得達到按摩、鬆弛效果，無論出痧與否，皆已達到經穴疏通活絡效果。

　　同一部位該刮痧多久呢？這和施力大小、部位痧結情況有關，一般以部位出現紅斑點，繼續刮拭，當斑點色澤不再變濃，即可停止。

　　日常刮痧保健步驟以先刮督脈、次刮兩條膀胱經和身體有痠痛脹麻部位。

　　督脈總管全身精氣與機能，平時經常從腦後髮際沿脊椎刮向腰臀，能緩解精神緊張、放鬆頸項僵硬感，並促進全身機能。

　　自己為自己刮督脈可採兩段式刮法，手持刮痧板伸到頸背部，先由頸椎刮至胸椎，就個人所能及的點；次而手伸到腰背部脊椎上，手能及的最高點，由上向下刮。（圖4-6, 4-7）

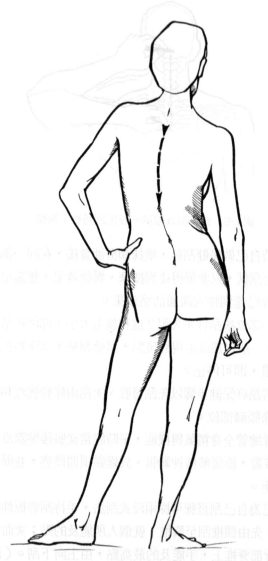

圖4-7　自行刮背部第二段為手伸到腰背部由上往下

　　刮畢督脈，刮膀胱經也是採上下兩段刮法，一般先刮左膀胱經，再刮右膀胱經，但身體狀況左側有病變時，則先刮健側，再刮病側。

　　膀胱經刮法是以手持刮痧板，從後腦左右兩側大筋的髮際凹陷處，即枕骨下方，乳突下凹陷，往胸椎與肩胛骨中央刮，膀胱經上段刮完，再把手伸到腰背，找到脊椎旁側膀胱經，由上往下刮。

　　常以刮痧法刮動督脈和膀胱經，就有醒腦、去肩膀疼痛功能，尤其將頸項僵硬現象消除，對很多人的長期疲累、壓力、失眠有立即舒暢作用。

　　身體所發出的任何痠痛脹麻感都不是毫無原因，經常性對痠痛部位以刮痧板刮動，有促進血行、提引局部瘀結有毒物質使之排除的功能。

　　刮痧養生保健法簡易人人可行，但也有一些注意事項，一般而言，身體上凡可按摩部位都可以刮痧，但刮痧有方向性和不宜整背刮。若將人體整個背面都加以施力，使之出痧，會造成對整體皮下淋巴過度刺激，且可能引起發燒應該避免。

　　身體已有發熱現象和急症不宜採用刮痧法。此外，身體極度瘦弱、皮膚有潰瘍面也不要刮痧。至於心臟病患和孕婦只可輕刮，並隨時注意其身體反應；皮膚起疹子，一般皮膚病可隔著薄的乾淨紗布來刮痧。

　　平常多以刮痧作預防保健，勝過度依賴藥物，萬一病發需要就醫，按照醫藥治療外，刮痧保健法亦可發揮復健輔助的功效。

第五章

12種不同體質的刮痧
養生保健法

1.容易感冒體質

　　身體體質弱、抵抗力差就易使外邪內侵，經常患感冒。改善容易感冒體質、避免累積為其他病變，均衡營養和時常運動是必要基礎，日常以刮痧養生法改善易感冒體質方法為：

　　⑴**避免感冒：**●由後腦左右兩側大筋的髮際凹陷處（即頸項枕骨下方，乳突下凹陷），以刮痧板輕壓後，垂直向下刮動，盡量刮到第二胸椎旁側（脖子自然向前垂下，腦後頸部最凸出骨頭為第一胸椎）。

　　●從起點的「風池穴」至第二胸椎與肩胛骨中間點的「風門穴」經常刮痧去瘀，對預防感冒和去除感冒病邪均有效果。（圖5-1A）

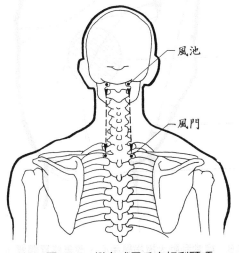

風池

風門

圖5-1A　避免感冒垂直輕刮頸項

(2)**改善體質**：●大拇指是手部肺經起點，以刮痧板經常沿指側按摩去痧可預防感冒。

　　●手中心點為腎臟反射區，常以刮痧法按摩，通暢氣血，有助改善體質。（圖5-1B）

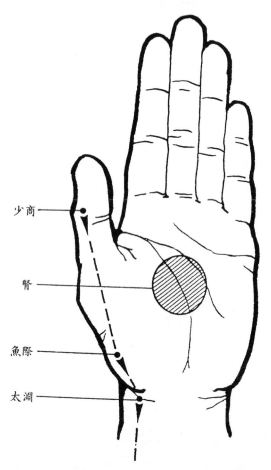

少商

腎

魚際

太淵

圖5-1B　經常刮動大拇指與手心，改善感冒體質。

⑶**簡易氣功預防感冒：**兩手掌輕緩互搓，熱手36次，以帶熱氣的手，以左右手輪流施力方式，從後腦往頸部，交互各搓36次。（圖5-1C）

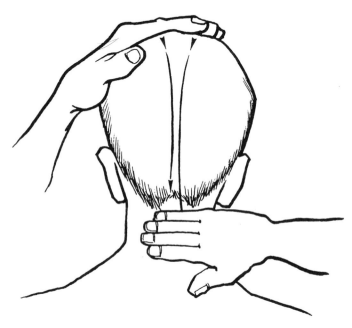

圖5-1C　帶熱氣雙手摩擦腦與頸部防感冒

2.鼻子過敏體質

家族遺傳因素或先天呼吸功能不佳、排毒功能不好、腎臟功能不良，以及感冒長期沒治癒，後天造成過敏原累積體內，使很多人有猛打噴嚏、鼻水直流或對灰塵、花粉、冷空氣適應力差的鼻子過敏體質。

日常以刮痧養生法逐漸改善鼻子過敏體質方法如下：

(1)**鼻子保養：**●由鼻翼兩側法令紋，順紋路、避顴骨以45度圓弧向外刮，可緩解鼻子不適。作這個「八字鬍子兩邊翹」的刮痧法，會經「迎香穴」，促進鼻子呼吸功能。刮痧時應配合呼吸，施力時吸氣，放鬆時吐氣。（圖5-2A）

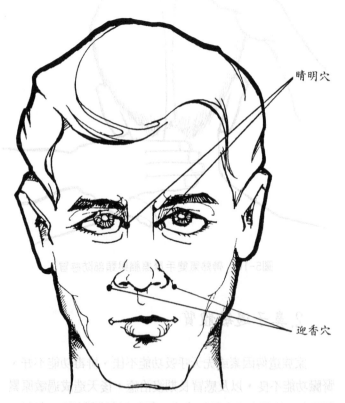

睛明穴

迎香穴

圖5-2A　鼻翼兩側沿法令紋刮痧法保養過敏鼻子。由睛明穴朝眉毛上刮保養額寶。

　　●拇指指甲片外側鼻子穴道也應經常以刮痧法去瘀，施力時配合深長呼吸，有立即通暢鼻塞效果。（圖5-2B）

　　(2)**額竇保養**：眼睛內眼角近鼻樑位置為睛明穴，以刮痧板輕壓後，順勢向上，由眉毛上延，朝髮際刮，能使額竇的不舒服獲得改善。

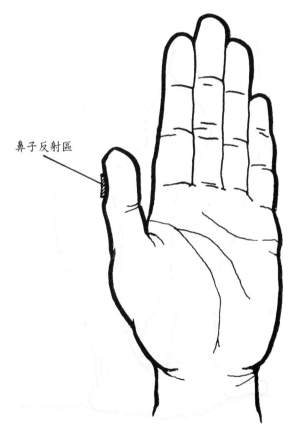

鼻子反射區

圖5-2B　刮動大拇指指甲片兩側，具立即通暢鼻塞功效。

(3)**腎臟機能促進：** ●由腳內踝後側凹陷處，向上直刮，約兩次四橫指（以後四指測量），大致為腎經所流經，尤其是六橫指處的築賓穴，具排毒功能，可促進腎臟功能。（圖5-2C）

　　●手掌中心和腳掌中心的腎臟反射區，經常以刮痧板施力，能加強腎臟功能，調整體質。

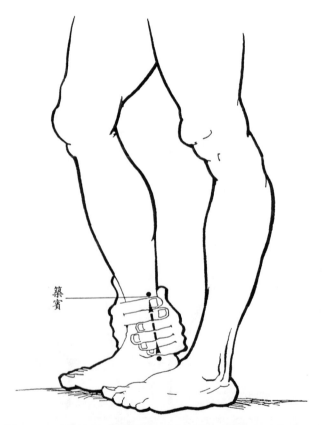

築賓

圖5-2C　由腳內踝後側凹陷處直刮腎經流經處可促進腎臟功能

3.容易疲倦體質

衰弱體質、勞力透支和長時間精神緊張的人，常有容易疲倦現象。放鬆心情不要讓無謂的緊張，繃緊身心耗費精力，是首先要注意的。

⑴**強健肝臟：**●手掌小指下方為肝臟功能區，應經常用刮痧板由手指側往手腕方向刮，但要輕慢刮動，不宜大力。

●由腳外踝尖往腿關節外側中間點，自下而上刮動，此區間大致為膽經循行位置，「陽陵泉」對肝膽保健尤具功能。（圖5-3A）

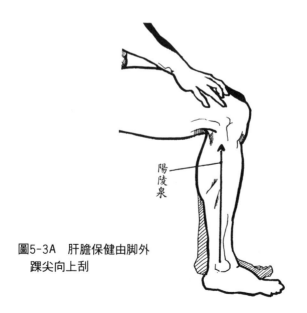

陽陵泉

圖5-3A　肝膽保健由腳外
踝尖向上刮

(2)**緩解疲勞與緊張：**●經常用刮痧板由後腦髮際往下刮，緩解緊張，鬆弛疲勞。

●由頸肩交會的頸根部沿肩部稜線，一直刮到肩峰端，並對按壓後的痠痛點多刮，可發揮消除緊張效果。（圖5-3B）

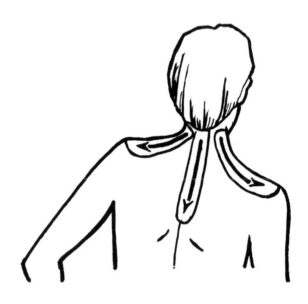

圖5-3B　消除緊張，鬆弛疲勞刮後頸肩。

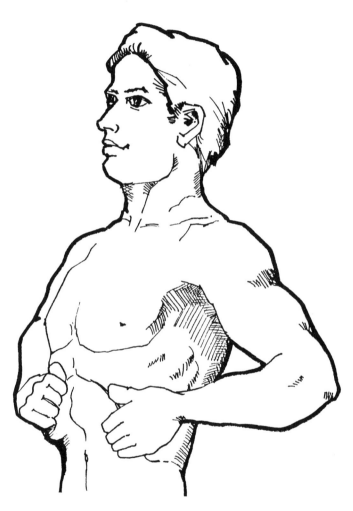

圖5-3C　氣功按摩強肝應配合深緩呼吸

　　(3)**簡易氣功強肝：**經常四手指插入前胸肋骨下緣位置，輕緩按摩，呼吸盡量深長輕緩。（圖5-3C）

4.習慣性頭疼體質

　　自我要求、競爭和工作、家庭的種種壓力，使得習慣性頭疼成為現代人體質的一種。刮痧保健養生法對習慣性頭疼者有很好的立即緩解和預防功效。

　　(1)**緩解疼痛**：直接以刮痧板在頭上的壓痛點，朝腦後方向刮，能立即減緩頭疼不適。刮痧能使疼痛部位血行良好，調節自律神經。可用薄手巾覆蓋在頭上，避免弄亂髮型，並使力方便。（圖5-4A）

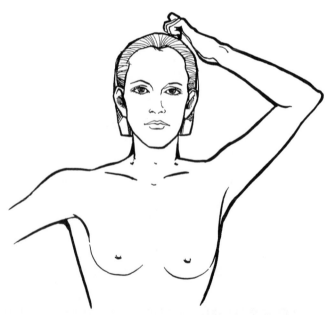

圖5-4A　直接或蓋薄布在頭上，用刮痧板朝腦後刮可緩解頭疼。

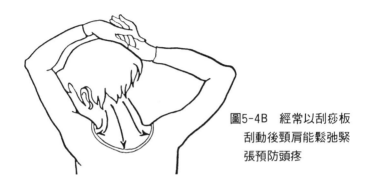

圖5-4B　經常以刮痧板
刮動後頸肩能鬆弛緊
張預防頭疼

(2)**鬆弛緊張情緒**：頸項是頭部氣血循環的幹道，經常以刮痧板由後腦頸椎髮際往下刮，能有效緩解緊張引起的頭疼。（圖5-4B）

(3)**日常頭疼預防**：經常以刮痧板在大拇指四周按摩去瘀，能減少頭疼發生，尤其是壓痛點要多刮。（圖5-4C）

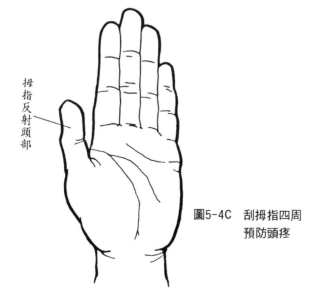

拇指反射頭部

圖5-4C　刮拇指四周
預防頭疼

5.皮膚過敏體質

皮膚過敏的原因很複雜，基本上是身體內因誤食或接觸積存過敏原，身體的排毒功效又未發揮造成。

(1)**排毒去瘀**：由腳內踝後側凹陷處向上直刮，為腎經所流經，其中直上六橫指，為具排毒功效的「築賓穴」，平常多以刮痧板由下往上刮，可促進排除體內過敏原（圖5-5A）。

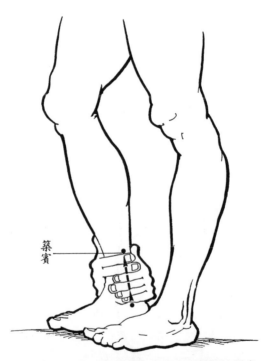

築賓

圖5-5A　由腳內踝後側凹陷處直刮腎經流經處可促進腎臟功能

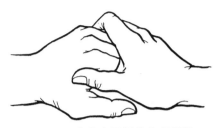

圖5-5B　合谷穴可促進皮膚代謝

　⑵**促進皮膚代謝：** ●拇指與食指中間凹陷點為「合谷穴」，以刮痧板經常刮動可促進皮膚代謝。（圖5-5B）

　　●身體皮膚上有過敏現象不宜直接刮痧，可用清潔紗布覆蓋其上，再以刮痧板輕刮，但不可太用力，能活絡淋巴具促進局部抗病力和殺菌功能。（圖5-5C）

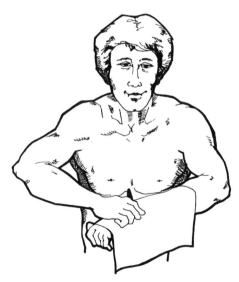

圖5-5C　皮膚表層有過敏現象可用清潔紗布覆蓋再輕輕刮痧

(3)**經絡按摩促進皮膚功能**：分別以左右手手掌自另一手拇指側，沿手腕部位和手臂稜線，往手肘搓動各36次。能同時促進自手腕脈搏跳動處流出的肺經，和從食指經手臂稜線的大腸經，同時促進皮毛功能。

6.習慣性腹瀉體質

大小腸對水分吸收功能失調，造成的經常性腹瀉，有先天性也有後天情緒造成者。

(1)**小腸功能加強**：由小指頭外側的「少澤穴」一直到手腕「腕骨穴」，應經常以刮痧板促進功能。（圖5-6A）

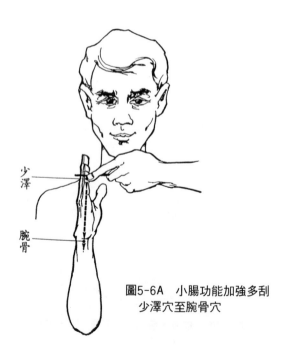

少澤

腕骨

圖5-6A　小腸功能加強多刮
　　　　少澤穴至腕骨穴

(2)**調整大腸功能**：手掌輕握立拳，以另一手執刮痧板，從手背大拇指根下凹洞的「陽谿穴」，沿手臂稜線刮至手肘橫紋的「曲池穴」，能調整大腸機能。有時出門在外，一時找不到廁所，可刮按此段經穴使之溫暖，就能暫時止住腹瀉之急。（圖5-6B）

(3)**促進大小腸蠕動**：以刮痧板採順時針方向刮整個手掌心，可刺激大小腸的蠕動，也可在肚臍四周以順時針方向，用刮痧板活絡大小腸功能。

(4)**鬆弛情緒**：經常用刮痧板由後腦頸椎髮際往下刮，緩解緊張帶來的頸項僵硬。

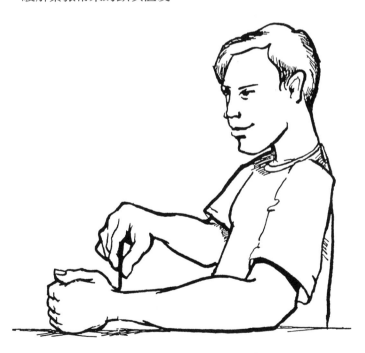

圖5-6B　調整大腸從大拇指根的陽谿穴至手肘曲池穴常刮痧

7.習慣性便秘體質

天生大小腸功能欠佳和無形工作壓力造成情緒緊張，紊亂自然生理排泄，都會造成習慣性便秘體質。

⑴**促進大小腸蠕動**：用刮痧板以順時針方向刮整個手掌心，可藉由大小腸反射區刺激大小腸蠕動。（圖5-7A）

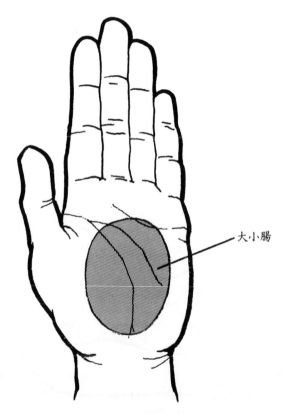

大小腸

圖5-7A　習慣便秘常刮動手掌心

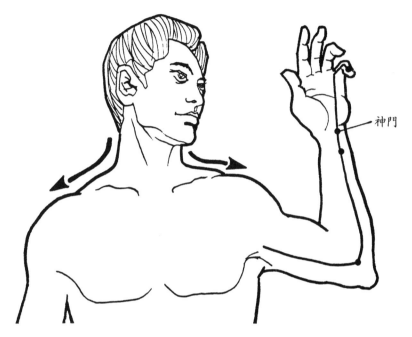

神門

圖5-7B　刮頸項和神門穴鬆弛情緒有助排便

　　⑵**鬆弛情緒**：經常用刮痧板由後腦頸椎髮際往下刮，緩解緊張引起的頸項僵硬。手掌小指側手腕第二橫紋為心經神門穴，也應經常以刮痧法做保健。（圖5-7B）

　　⑶**緩解腎氣不足**：●腎氣不足以致糞便無法順利排出常見於年紀較長的人。體背肚臍正後方位置兩側的腰腎部，宜用刮痧板多刮，可緩解腎氣不足引起的便秘。

　　●腳掌心是腎經起點的湧泉穴，因腎氣不足引起便秘者可多刮腳心。（圖5-7C）

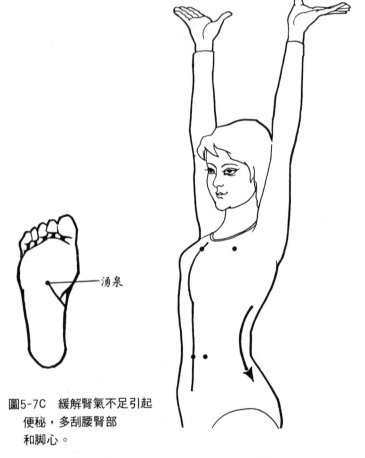

湧泉

圖5-7C　緩解腎氣不足引起
　便秘，多刮腰臀部
　和腳心。

　　⑷**最好養成定時排便習慣：**每天早上起床後，先空
腹喝杯冷開水，雙手互搓36次，再以順時針方向，以手掌
在肚臍四周揉腹，幫助排泄推進。平時，也不妨多以此法
揉腹。

8.不易入眠體質

有些人天生神經質、敏感，不易入眠，也睡得不沈，容易被驚醒。有些因後天服藥過度，化學藥品留積體內，而使體質變得敏感。

⑴**日常刮痧保健法**：頭頂百會穴（由前向後刮）、腳底湧泉穴（由腳趾往腳根刮）、小指側手腕神門穴是改善神經質體質的五個穴點，經常以刮痧法促進神經調整作用，效果很好。（圖5-8A）

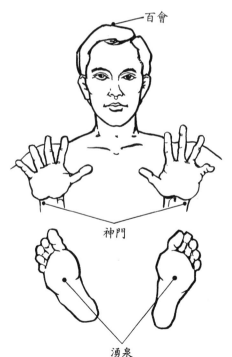

百會

神門

湧泉

圖5-8A 不易入眠神經質體質多刮五個穴點

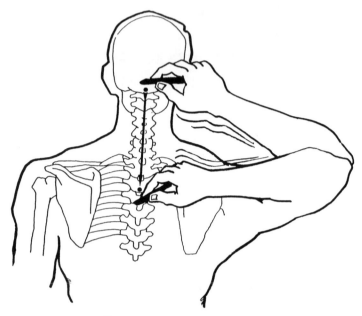

圖5-8B　緩解失眠不適刮後頸

(2)**緩解失眠不適**：睡不好頸項就會有僵硬感，以刮痧板由後腦刮頸椎及頸肩，能立即鬆弛失眠帶來的不適。（圖5-8B）

(3)**服藥過度失眠**：因生病引起的失眠，要針對病因加以排除，若因服藥過多造成敏感不易入眠，則要多由腳內踝後側凹陷處向上直刮，直上六橫指的「築賓穴」，尤具排毒改善體質功能。（圖5-8C）

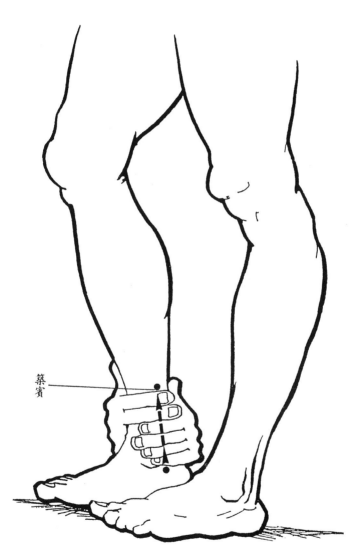

築賓

圖5-8C　腳內踝後側向上刮，排除因服藥造成的失眠。

9.肥胖性體質

家族遺傳和從小飲食不當、運動不足形成肥胖細胞，使不少人有消瘦不易的肥胖性體質。飲食節制、充分運動是肥胖者首要功課。

(1)**遺傳性肥胖體質，從小預防**：家中有胖爸爸或胖媽媽，一旦生下胖娃娃，可從小就和他玩「刮痧遊戲」，經常從大腳趾外側，經腳內踝外側凹洞直上小腿（脾經流向），膝關腳以下區域加以刮痧，不要太用力，要讓孩子覺得舒服好玩。（圖5-9）

(2)**肥胖局部刮痧**：每個人肥胖的部位不會一樣，檢視個人的肥胖局部，可按「陰升陽降」的原理，經常性的刮局部，有使肥胖局部代謝增進的效果。

(3)**意念導引改善肥胖性體質**：每天早晚或吃飯前十分鐘，站立或坐下皆可，採深長輕緩呼吸，吸氣時感覺整個身體結實苗條，愈吸愈結實，吐氣全身放鬆，重複作約十分鐘。

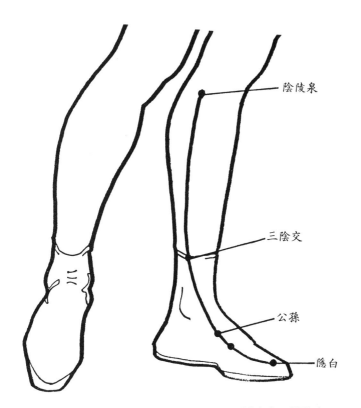

圖5-9　遺傳性肥胖體質多刮大脚趾外側隱白穴至陰陵泉

10.消瘦型體質

　　瘦骨嶙峋是胖不起來的人所煩惱的，遺傳因素、小腸吸收功能不佳、胃火大都是原因。多運動，對食慾促進、機能調整均有幫助，刮痧養生保健法改善消瘦體質方式如下：

　　(1)**胃腸吸收功能促進：**●由小指頭外側的「少澤穴」
一直到手腕「腕骨穴」，經常以刮痧板刮動可促進小腸吸
收功能。（圖5-10A）

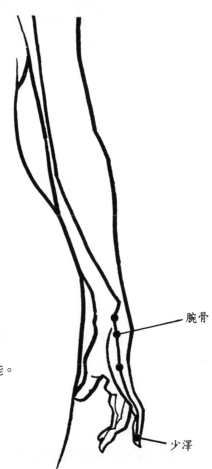

腕骨

圖5-10A　消瘦體質
　多刮少澤至腕骨，
　促進小腸吸收功能。

少澤

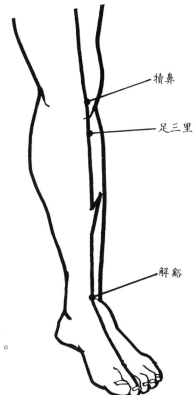

牘鼻

足三里

解谿

圖5-10B　刮動腳外膝眼
下側區域，促進胃功能。

●由腳外膝眼往下刮六橫指，大致為胃經所流經，其
中四橫指處為足三里。（圖5-10B）

●手掌心和腳掌心長期多刮亦可改善消瘦體質。

⑵**簡易氣功促進小腸吸收：**每天早晚和飯後，先兩
手輕緩互搓36次，配合深呼吸，兩手交疊在腹部，朝順時
針方向按摩5分鐘，能幫助小腸吸收功能。

11. 火氣大體質

一般所通稱的火氣大體質，可細分成好幾種，其中肝火旺的人，脾氣躁、易生氣、耐心不足，應防範中風。心火大的人，常表現於舌尖，舌尖常會破、長膿包。胃火大的人，則常在嘴唇上生膿胞，常覺得餓，吃得多。

⑴**改善肝火大體質**：由腳大拇趾與次趾骨縫，往小腿脛骨的內側刮，直至腳膝蓋內側轉角處。此區域大致為肝經所經，其中太衝穴尤為重要，經常刮動此區域，有助改善肝火大體質。（圖5-11A）

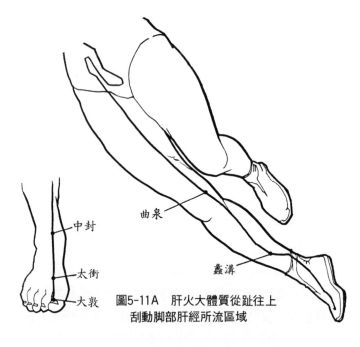

中封

曲泉

太衝

蠡溝

大敦

圖5-11A 肝火大體質從趾往上
刮動腳部肝經所流區域

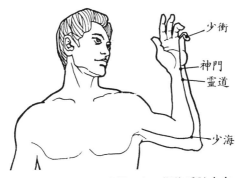

圖5-11B　心火大體質，由手指往手腕方向
刮心經所流區域。

　(2)**改善心火大體質：**由手掌小指根部直刮到手腕下
2寸，此心經區域包括了神門、靈道等重要穴道。由於心
火旺，實則瀉其子，由指頭向手腕方向刮。（圖5-11B）

　(3)**改善胃火大體質：**●由腳外膝眼往下刮六橫指為
胃經流經，其中四橫指處的重要穴點為足三里。（圖5-11C）

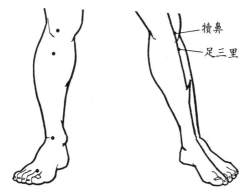

圖5-11C　胃火大體質，由腳外膝眼往足三里刮痧。

●由腳內踝往上刮六橫指區域，其中四橫指處為三陰交，此為脾經所經過。脾胃相互影響，亦能改善胃火大體質。（圖5-11D）

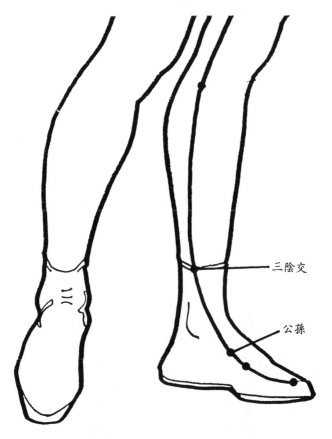

三陰交

公孫

圖5-11D　由腳內踝往三陰交刮痧可改善胃火大體質

12.寒性體質

　　台灣地區屬亞熱帶海島型氣候，夏季悶熱，很多人偏愛喝冰涼生冷食品，而使寒性體質很普遍。寒性體質表現於女性，有月經不順、白帶多和不孕，表現於男性則為貧血、腎虛。

　　⑴**寒性體質改善：**●由腳內踝後往上刮八橫指，其中太谿穴、築賓穴都是重要腎經穴道。此外，腳心也要多刮。腎經湧泉的刮動，能改善寒性體質。（圖5-12A）

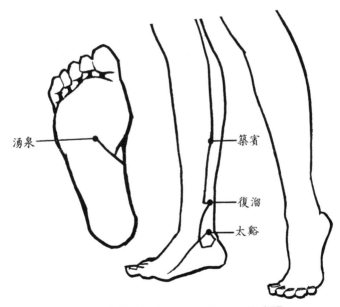

圖5-12A　寒性體質多刮腳底湧泉穴和腳內踝
　　　　後側往上至築賓穴

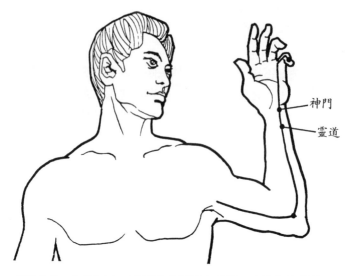

圖5-12B　心經屬火，神門穴往靈道穴刮動，改善寒性體質。

　　●由手掌小指根部直刮到手腕下2寸位置，該區域有
重要穴道如神門、靈道。此為心經所經，心經屬火能使
寒性體質得以平衡。（圖5-12B）

　　(2)**簡易氣功改善寒性體質**：寒性體質者丹田較涼，
兩手輕緩互搓36次後，男性左手在下，右手在上，女性右
手在下，左手在上，兩手交疊，手掌心貼在肚臍上。深呼
吸，以意念觀想，有個熱火球在肚臍轉動，每天作10分鐘。

　　(3)**可吃些植物性熱性食品**：寒性體質在飲食方面可
吃些植物性熱性食品，如胡椒，以達體質平衡。

第六章

20種不同生活型態現代人
的刮痧養生保健法

1.經常用腦過度者

廣告創意人、藝術創作者、研究工作者、作家、企業經理人、有聯考壓力的學生經常在思考、分析、記憶的用腦狀態,生活型態屬於用腦過多者。

經常用腦過度的人容易有頸項僵硬、肩膀痠痛或頭疼的症狀。經常以刮痧去瘀活血減輕不適,可使頭腦更清晰、敏捷,工作讀書更具效率與創意。

(1)**頸項僵硬:**脖子自然向前垂下,腦後頸根部最凸出的骨頭就是第一胸椎,往下為第二、三胸椎,往頭部為七塊骨頭構成的頸椎。由髮際頸椎往下刮痧施力至第三胸椎,可緩解頸項僵硬。脊椎為主管全身健康的督脈所經,而第三胸椎為身柱穴(又名小兒百病要穴)所在,具調整身體整體機能的功效。(**圖6-1A**)

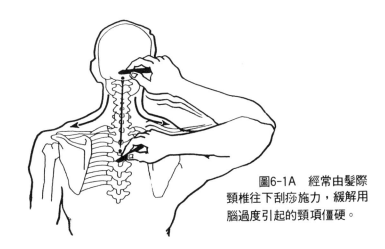

圖6-1A 經常由髮際頸椎往下刮痧施力,緩解用腦過度引起的頸項僵硬。

(2)**肩膀痠痛**：耳後突起粗筋，經頸部至肩的稜線，由上往下分段刮痧施力，能有效緩解肩膀痛與沉重感，同時預防五十肩。

(3)**頭疼**：經常以刮痧板在大拇指兩側刮動，有頭疼現象時直接用刮痧板在疼痛局部作單方向刮痧按摩。（圖6-1B）

(4)**簡易氣功清腦**：長時間用腦會使精氣上浮，上實下虛，人容易昏沉。不時停下手邊工作，兩手輕緩互搓36次後，兩手交互在頸項作搓頸動作36次，接下來兩手置身軀兩側，中間偏後位置，做摩腎36次。

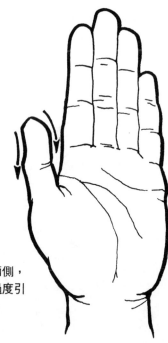

圖6-1B　多刮拇指兩側，預防用腦過度引起的頭疼。

2.長時間用眼睛

電腦化企業員工、打字員、校對員、會計人員、檔案處理人員、繡花者、電子裝配員和學生由於長時間閱讀、檢視物件或注視終端機，容易造成眼睛疲勞、痠澀或視力模糊，甚至引起頭痛。

⑴**眼睛疲勞**：以刮痧板由內眼角順眉稜骨沿眉型刮動，即由眉毛頭的魚頭穴經中段的魚腰，至眉毛尾的魚尾部位，輕輕朝單方向刮過，次而輕閉眼睛，在眼皮上輕刮，不可用力對眼珠造成壓迫。（圖6-2A）

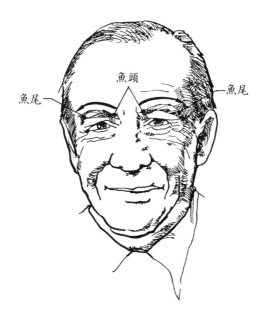

圖6-2A　以刮痧板由魚頭輕刮至魚尾減緩眼睛疲勞

(2)**強肝補眼**：符合「肝開竅於目」的中國傳統醫理，以刮痧板在手掌小指下方的肝臟反射區，輕輕朝單方向刮動，再逐漸加力道。（圖6-2B）

(3)**簡易氣功保養眼睛**：工作中應不時停下來，雙手輕緩互搓36次後，以帶著熱氣的雙手，輕輕覆蓋在閉著的眼睛上，讓手中熱氣消眼睛病氣。

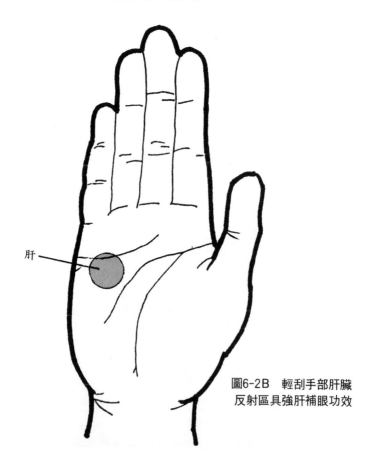

肝

圖6-2B　輕刮手部肝臟
反射區具強肝補眼功效

3.長時間坐著或伏案

坐辦公桌的上班族、司機和學生等經常久坐不移動的人，長時間壓迫臀部容易腰痠背痛、腰臀痠冷，有些人甚至久坐得痔瘡。

⑴**腰痠背痛：**手持刮痧板伸到背後，沿著腰背上脊椎──盡量觸到個人能及的最高點，刮痧板輕壓後往下滑動。接下來，以右手沿脊髓與右肩胛骨中間線的膀胱經刮下，同理以左手刮左側膀胱經，背腰三條經絡的刮痧去瘀能促進血行，減緩腰背緊張。（圖6-3A）

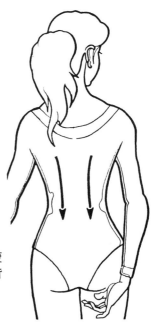

圖6-3A　長時間伏案的腰痠背痛，可以刮痧板由腰背上往下刮動緩解。

(2)**腰臀痠冷**：腰椎尾端與尾骨間為盾形仙骨，以刮痧板沿臀部中央往下刮動，能對針灸療法治神經痛的「八髎穴」具按摩疏通功能，解緩久坐的腰臀痠冷。（圖6-3B）

(3)**預防痔瘡**：手腕與手肘間畫分12等分，從手腕算起第七等分為孔最穴，以刮痧板朝單方向刮動，已有痔瘡者此點會起痧。

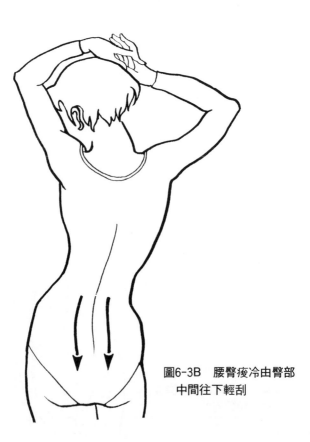

圖6-3B　腰臀痠冷由臀部中間往下輕刮

4.長時間站立者

老師、店員、美髮師、交通警察和憲兵在工作時，常常得持續站立一段時間，而易有腿痠、腰痛和靜脈曲張的毛病。

(1)**腿痠**：坐下休息時，將腳自然放鬆，那個部位覺得痠或不舒服，就以刮痧板朝單方向刮動，促進部位氣血活絡。膝膕窩正中有委中穴，是針穴四大總穴，以刮痧板輕刮此部位可緩解腿痠腰痛。（圖6-4）

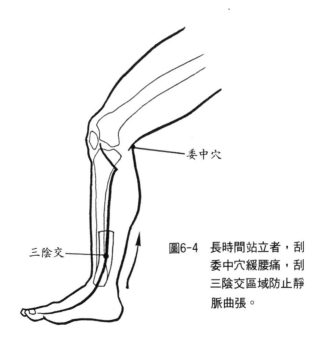

委中穴

三陰交

圖6-4　長時間站立者，刮委中穴緩腰痛，刮三陰交區域防止靜脈曲張。

(2)**腰痠**：靜下來傾聽腰部感受，覺得腰部有疼痛感就以刮痧法緩解，以由上往下手勢刮動治腰痛部位不適。

(3)**減緩靜脈曲張**：●洗完澡仔細觀察腳掌與小腿交會處，以及小腿有無靜脈特別浮現皮表現象，輕輕地以刮痧板由下往上刮動。

●在小腿內腳踝尖上以自己的四橫指所量位置為三陰交，以刮痧板由下向上刮動，刺激該穴點，可促進血液循環預防靜脈曲張。

5.經常飲酒應酬

喝酒適量助興就好，國人乾杯灌酒的喝酒方式，確實有待商榷。從事業務工作或擔任民意代表常有應酬飲酒場合，為了健康應當有一套擋酒術，空腹喝酒易醉酒且傷胃是大忌，應酬前應喝杯牛奶或吃含油脂食物，同時以刮痧法經常保健肝胃。

(1)**保健肝臟**：●手掌小指下方為肝臟功能區，經常用刮痧板由手指側往下刮，但要輕輕刮，不宜太用力。

●腳背大拇趾與第二趾間歧骨有肝經所經「太衝穴」，應經常以刮痧板由趾頭方向往腳背刮。（圖6-5）

(2)**維護胃機能**：胃能直接吸收酒精，經常飲酒十分傷胃。「足三里」在外膝眼下四橫指位置，為胃經流經，對酒後的胃痛和頭疼有很好緩解作用，經常以刮痧板由上往下刮，活絡此經穴，有維護胃機能效果。

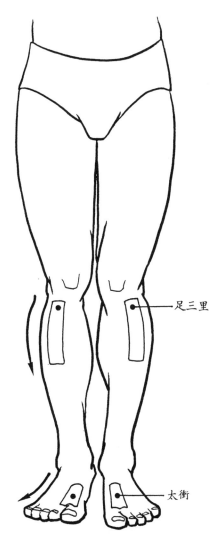

足三里

太衝

圖6-5　經常飲酒者多刮太衝穴與足三里

6.長時間講電話

　　總機小姐、業務電話處理人員和許多從事聯絡工作的上班族都有不斷抓著話筒說話的情形。為了讓溝通事項不失誤，精神往往隨之繃緊，話說太多，聲帶也有傷害，記得不時停下來，喝杯開水，有潤喉兼補氣效果。

　　(1)**聲帶保養：**手背大拇指根部靠近虎口方向，為聲帶咽喉反射區，經常以刮痧板由指頭往指根方向刮，能放鬆咽喉緊張。（圖6-6A）

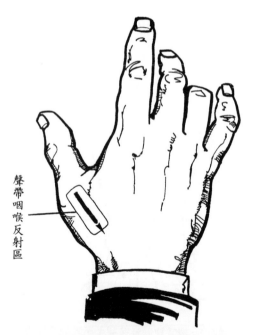

聲帶咽喉反射區

圖6-6A　長時間講電話咽喉緊張多刮拇指根部

(2)**消除電話疲勞**：持話筒不斷聚精會神說話，往往造成脖子痠、頸項硬的疲勞感。以刮痧板在後腦沿頸椎往胸椎刮動有很好的精神鬆弛效果。另外，沿耳後粗筋，經頸部至肩的稜線，由上往下分段刮痧施力，能消除肩頸部位疲勞感。（圖6-6B）

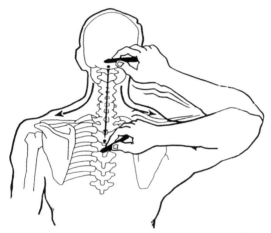

圖6-6B　刮動頸肩消除講電話疲勞引起的脖子痠、
　　　　頸項硬。

7. 飲食時間無法正常

迫於生意和工作很多工作族及商店老闆、店員和計程車司機，應吃飯時卻無法按規律時間用餐。

(1)**平時加強胃腸保健**：自覺個人工作型態無法飲食正常，應盡量提前用餐或準備解飢餅乾。

● 平時經常以刮痧板在心窩（胃的位置）刮動，促進功能防止潰瘍。

●此外膝蓋外膝眼下四橫指位置的「足三里」是針灸胃經穴道，平日多持刮痧板由膝蓋外眼往下刮動至少六橫指有健胃效果。（圖6-7A）

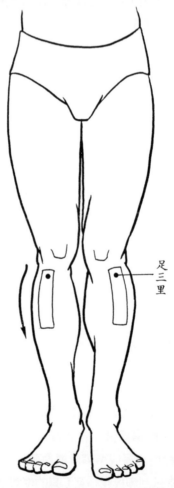

足三里

圖6-7A　由膝蓋外眼往下刮，保健胃部。

(2)**飢餓但無法用餐時：**●飢餓時胃會分泌胃酸令人覺得不舒適，此際用刮痧板輕刮心窩（胃的位置）可減緩不適。（圖6-7B）

●另外，採取深深吸氣，閉氣，再輕輕將氣吐出的簡易氣功，具有將胃酸推送到小腸與十二指腸功能，可減少飢餓感和胃壁腐蝕。

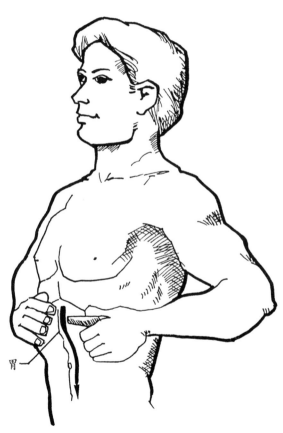

胃

圖6-7B　用刮痧板輕刮心窩位置，減緩飢餓不適。

8.工作環境時間緊湊而緊張

　　證券公司職員、銀行行員、航空站導航員、急診醫護人員、報社記者與編輯在例行工作中，經常面對限時完成工作的壓力。

　　(1)**平時保持輕鬆**：經常以刮痧板沿耳後粗筋，經頸部至肩部稜線，朝單方向刮動，具按摩和輸通氣血功效。尤其是脖子與肩膀交會的肩井穴一旦放鬆，整個人會很輕鬆自在，緊張時刻較不易進入繃緊狀態。（圖6-8A）

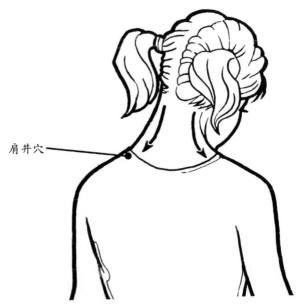

肩井穴

圖6-8A　平時多刮頸部至肩稜線，肩井穴一旦放鬆，
　　　　人不易繃緊。

(2)**緊張時刻緩解：**正在緊張的當兒，以刮痧板在手中心的「勞宮穴」刮動，具立即有效放鬆作用，次而輕嚥口水讓整個人陰陽調和沈靜下來。若場合允許，則持刮痧板刮鬆「肩井穴」。（圖6-8B）

(3)**緊張過後放鬆：**●緊張過後不能放鬆，使身體繼續繃緊消耗精力，是很多人疲倦的根源，緊張過後刮肩頸可使身體放鬆。

　　●此外，可以「自律神功」放鬆身體精神狀態，方法為安靜坐下，兩腿自然垂下，全身輕鬆搖動一下，舌抵上顎，眼睛輕閉，以鼻吸氣、嘴吐氣，讓呼吸盡量細勻深長緩，在意志放空下，身體會自然晃動，十分鐘後應可使身體放鬆下來。

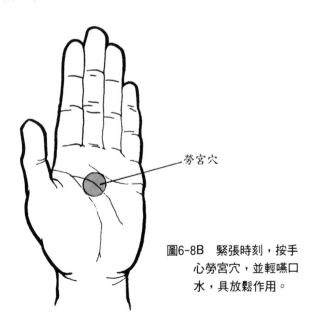

勞宮穴

圖6-8B　緊張時刻，按手心勞宮穴，並輕嚥口水，具放鬆作用。

9.長時間說話

教師、播音員、民意代表和拍賣東西的攤販無可避免的必需持續說話，而有腮幫子痠和喉痛聲啞的煩惱。

⑴**腮幫子痠**：閉嘴咬緊牙，兩頰鼓起的咬合肌上有「頰車穴」，手持刮痧板由咬合肌往臉頰轉角凹陷處輕刮，能使腮幫子不再痠的難受。（圖6-9A）

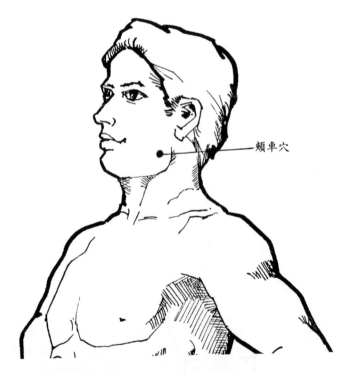

頰車穴

圖6-9A　手持刮痧板在頰車穴附近區域刮動，能減緩腮幫子痠。

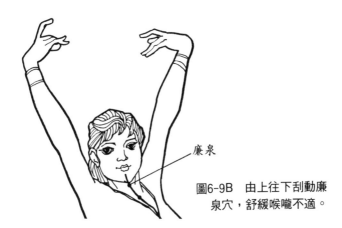

廉泉

圖6-9B　由上往下刮動廉
　　　泉穴，舒緩喉嚨不適。

　　(2)**喉痛聲啞**：●由下巴往下一個大拇指距離為治喉
嚨毛病的「廉泉穴」，手持刮痧板由廉泉穴上方部位往喉
嚨位置輕刮，至喉結上方即可。（圖6-9B）

　　　●前後腦髮際下凹處為「啞門、風府穴」，為治喉痛聲
啞的對口穴，也應用刮痧板輕刮。（圖6-9C）

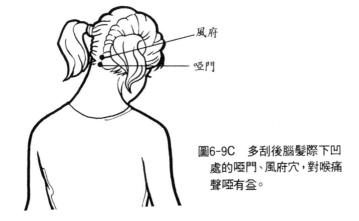

風府

啞門

圖6-9C　多刮後腦髮際下凹
　　　處的啞門、風府穴，對喉痛
　　　聲啞有益。

10.工作環境空氣不佳

從事油漆、水泥、礦石相關行業，以及在化學品工廠工作、在非禁菸辦公室或經常在空氣不佳的城市騎機車，空氣品質的惡劣對肺臟與支氣管會造成傷害，增加自身抗力是必要的。

⑴**肺與支氣管保健：**●手掌指根以下，感情線以上是「肺與支氣管」反射區，可用刮痧板多刮。（圖6-10A）

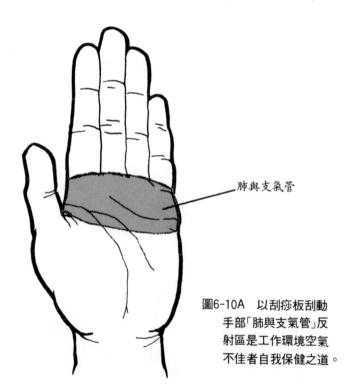

肺與支氣管

圖6-10A　以刮痧板刮動手部「肺與支氣管」反射區是工作環境空氣不佳者自我保健之道。

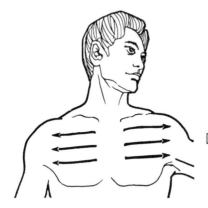

圖6-10B　在上胸部朝左右
　　兩側刮，能牽引肺經，保
　　健呼吸器官。

　●手持刮痧板在左右上胸部向兩側刮，能直接牽引肺
經起點，保健呼吸器官。（圖6-10B）

　⑵**大腸功能加強**：中國傳統醫學認為大腸功能能影
響肺的功能促進。手臂伸直，輕握立拳，以另一手持刮痧
板，從大拇指丘下凹洞的陽谿穴，沿手臂稜線刮至手肘橫
紋的「曲池穴」，能調整大腸機能。（圖6-10C）

圖6-10C　由大拇指丘下凹
　洞陽谿穴直刮至曲池穴能
　調整大腸功能，促進肺機
　能。

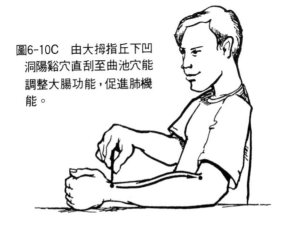

11.工作環境噪音大

　　迪斯可舞廳工作人員、鑽孔操作員、焊接工人、水電工人經常暴露在高分貝的噪音環境。適度的耳塞保護是工業安全的作法，刮痧養生保健法則可增加抗力和消除不適。

　　⑴**消除噪音不適**：張開嘴，耳朵前會呈現凹陷區域，閉嘴後以刮痧板由上往下輕刮，可直接對耳門、聽宮、聽會等穴道刺激。（圖6-11A）

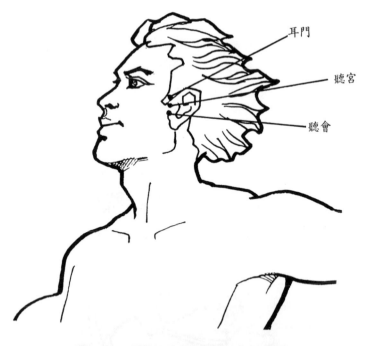

耳門

聽宮

聽會

圖6-11A　耳前凹陷處有消除噪音不適的穴道

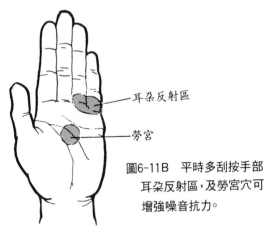

圖6-11B　平時多刮按手部
耳朵反射區,及勞宮穴可
增強噪音抗力。

　　(2)**增強對噪音抗力：**●耳朵反射區在手掌小指和無名指相連區域,應常用刮痧板對此部位按摩去瘀。（圖6-11B）

　　●「復溜穴」在腳內踝後下凹陷處向上兩橫指,是腎經母穴,多用刮痧板在其上下一帶區域刮動能補腎強耳。（圖6-11C）

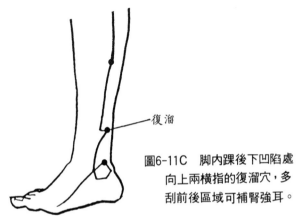

圖6-11C　腳內踝後下凹陷處
向上兩橫指的復溜穴,多
刮前後區域可補腎強耳。

●手掌中心的「勞宮穴」有消除噪音引起焦慮和強腎功能，也應多刮。

12.長時間開車

計程車司機、公車司機和開車是工作主要內容的上班族，因長時間維持坐姿開車，容易頸項僵硬、腰痠背痛和眼睛疲勞。

⑴**頸項僵硬：**脖子自然向前垂下，腦後頸根部最凸出的骨頭就是第一胸椎，往下為二、三胸椎。由髮際頸椎往下刮痧施力至第三胸椎，可緩解頸項僵硬。（圖6-12A）

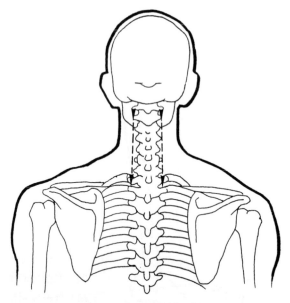

圖6-12A　避免長時間開車頸項僵硬，多刮頸椎。

⑵**腰痠背痛：**手持刮痧板伸到背後，沿著腰背脊椎，盡量觸到個人能及的最高點，刮痧板輕壓後往下滑動。接下來，以右手在脊髓與右肩胛骨中間線的膀胱經刮下，同理以左手刮左側膀胱經。背腰三條經絡的刮痧去瘀能有效消除腰痠背痛。（圖6-12B）

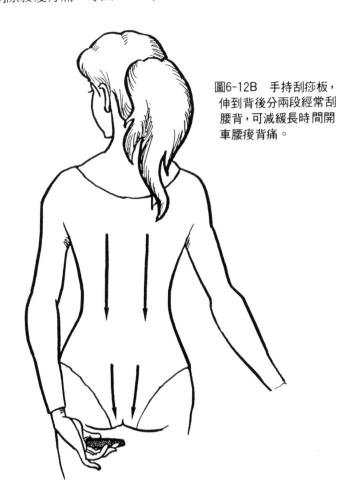

圖6-12B　手持刮痧板，伸到背後分兩段經常刮腰背，可減緩長時間開車腰痠背痛。

⑶**眼睛疲勞**：以刮痧板由內眼角順眉稜骨、沿眉型刮動直至眉尾。接下來，輕閉眼睛，在眼皮上輕刮，不可用力對眼珠造成壓迫。開車中途，覺得眼睛太累應隨時停下來消除眼睛疲勞。（圖6-12C）

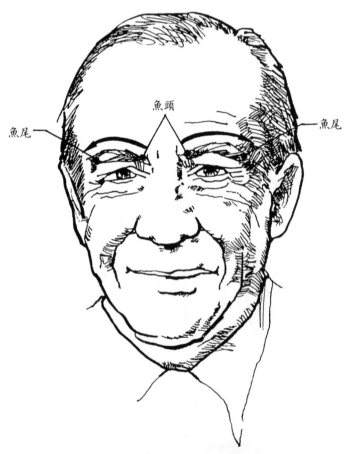

魚頭

魚尾

魚尾

圖6-12C　長時間開車，眼睛疲勞，可以刮痧板由內眼角沿眉型至眉尾刮動。

13.長時間走路

　　沿街兜售商品的售貨員、步兵、徒步旅行者行進間盡量調勻呼吸可延緩疲累，以刮痧保健養生法經常消除腿部痠痛，並使強健筋骨以行百里路。

　　⑴**強健筋骨：**●腳底的「湧泉穴」是腎經所經，腎主骨，故應以刮痧板多刮以強骨。（圖6-13A）

　　●「大敦穴」在腳大拇趾與第二趾歧骨間縫，持刮痧板在其上下區域刮動，大致為肝經所經，肝主筋，強健肝筋也就能行百里路。（圖6-13B）

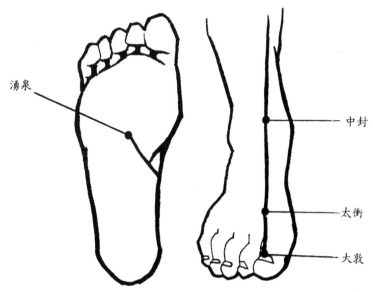

湧泉

中封

太衝

大敦

圖6-13A　長時間走路的人多刮腳底的湧泉穴。

圖6-13B　腳第二趾間的大敦穴區域多刮可強筋。

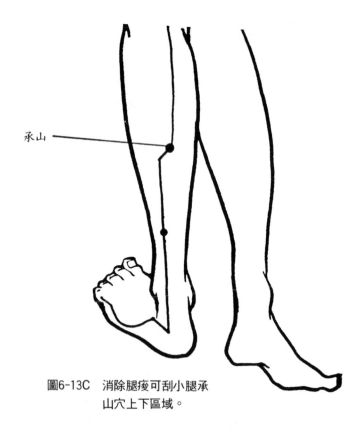

圖6-13C　消除腿痠可刮小腿承
　　　　　山穴上下區域。

⑵**消除腿痠**：身體放鬆，自覺腿部後側痠痛的部
位，就用刮痧板由上往下輕刮，再逐漸加力。尤其是小腿
人字型腓腸肌交會的「承山穴」要多刮。（圖6-13C）

14.夜間工作者

24小時經營行業盛行和如報社等若干行業，使現代社

會中有不少打破「日出而作，日落而息」的族群。夜間工作者容易有頸項僵硬、偏頭疼問題，長期熬夜則易生肝膽和眼睛不適疾病。

(1)**頸項僵硬**：脖子自然向前垂下，腦後頸根部最凸出的骨頭就是第一胸椎，往下為二、三胸椎。由髮際頸椎往下刮痧施力至第三胸椎，可緩解頸項僵硬。（圖6-14A）

(2)**偏頭疼和眼睛不適**：以刮痧板由眉眼頭向外刮動，直至太陽穴，具緩解夜間工作引起的偏頭痛和眼睛不適感。

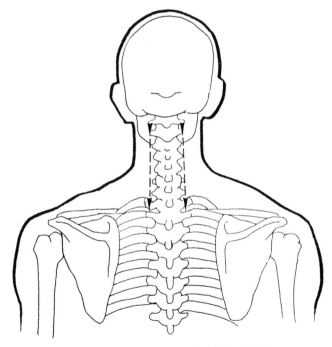

圖6-14A　緩解頸項僵硬，由上往下刮頸椎。

(3)**肝膽保養：**●按中國傳統醫學，肝膽補養時間為夜間11時至凌晨3點，長期夜間工作會使肝膽過度疲累，又因肝開竅於目，會使眼睛看來充血或眨巴眨巴的。經常以刮痧板在手掌小指下方的肝臟反射區多刮。

　　●由腳外踝尖往腿關節外側中間點，由下而上刮動，此區間大致為膽經循行位置，「陽陵泉」對肝膽保健尤具功能。（圖6-14B）

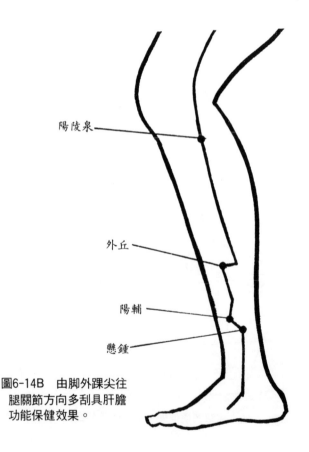

陽陵泉

外丘

陽輔

懸鍾

圖6-14B　由腳外踝尖往腿關節方向多刮具肝膽功能保健效果。

15.輪班工作者

　　多班制工作制度下的醫護人員、機場人員、工廠作業員必須時而白天工作、時而夜間工作，生理時鐘無法有常規，而得不斷重新適應，容易出現易疲倦、易焦慮和不易熟睡現象。

　　(1)**精神鬆弛：**沿著體背正中線脊椎的督脈主管精神狀況，手持刮痧板由腦後經頸椎至胸椎，盡量刮到手能及的最低點。接下來，手伸到腰背部，手持刮痧板至手能及的最高度由上往下刮至臀部。精神狀態一旦放鬆，疲倦和焦慮都會減輕。（圖6-15）

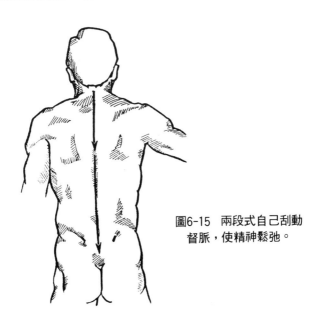

圖6-15　兩段式自己刮動
督脈，使精神鬆弛。

(2)**全身機能調整：**手腕為諸經脈所經之處，經常以刮痧板在手腕四周輕刮，有調整全身機能的功效。

16.經常扛重物

搬家公司工人、營造業工人和送貨員在工作時經常得扛重物，而有積勞成肩膀痛、腰痠痛和手臂痠痛的毛病。

(1)**肩膀痛：**手持刮痧板沿痠痛部位，由上往下輕刮，再逐漸加力，可立即緩解肩膀疼痛，疼痛瘀積點會有明顯出痧且色澤特別濃。（圖6-16A）

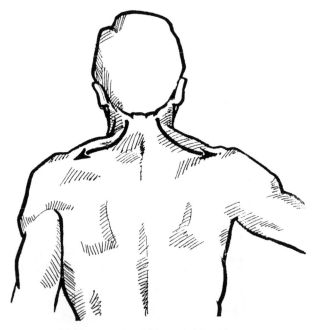

圖6-16A　肩部疼痛，由上往下刮。

　　(2)**腰痠痛**：手持刮痧板伸到腰背上，那個部位痠痛就由上往下刮動，能緩解勞動引起的腰痠痛。

　　(3)**手臂痠痛**：手臂輕鬆，輕握立掌，手側稜線上手肘橫紋兩橫指下為「手三里」，持刮痧板由上側往下刮，可消除手臂痠痛。（圖6-16B）

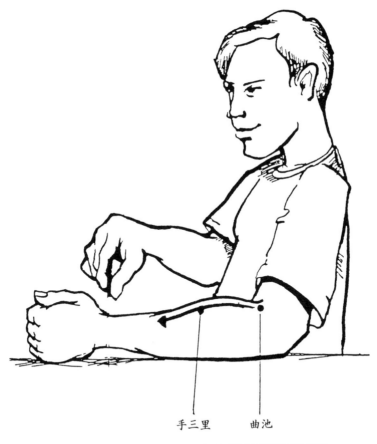

手三里　　　曲池

圖6-16B　消除手臂痠痛，由手肘往下刮動至手三里。

17.工作環境高溫

若干製造業工廠由於鍋爐、焊接或煉製作業，工作環境溫度很高，長期在高溫環境工作者應對自身皮膚敏感度作調整。中國傳統醫學有「肺與大腸」主皮毛的醫理，可採「刮痧養生保健法」增強肺和大腸功能，增進對高溫的適應與抗力。

(1)**皮毛抗力加強：**●手仰掌，從手腕中間有脈搏跳動的「太淵穴」，一直刮到手肘的「尺澤穴」，此區域為肺經所流經，能強化肺功能。（圖6-17A）

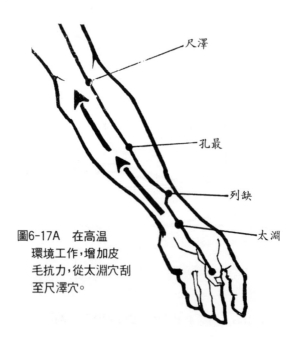

圖6-17A　在高溫環境工作，增加皮毛抗力，從太淵穴刮至尺澤穴。

●以刮痧板在手掌中心，以順時針方向刮，促進大小腸功能。

●手掌輕握立拳，以另一手執刮痧板，從手背大拇指根旁凹洞的「陽谿穴」，沿手臂稜線直刮至手肘橫紋的「曲池穴」，可調節大腸功能。

(2)**強腎降溫**：腎經屬水，從腳心的湧泉穴，經腳內踝後側凹陷的「太谿穴」向上刮到六橫指（築賓穴）以上區域，在腓腸肌下沿位置。（圖6-17B）

(3)**意念導引清涼**：在高溫環境下工作，要經常意守丹田，想著腹部有一潭清涼池水，把呼吸盡量放輕、放長，使整個人不要躁煩起來。

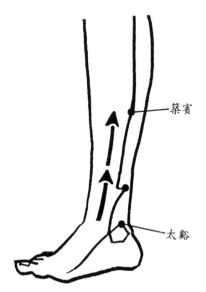

　　築賓

　　太谿

圖6-17B　強腎抗高溫，從腳底經腳內踝直刮築賓穴。

18.工作環境溫度低

　　冷凍食品業或其他工作環境維持低溫狀態的工作者，可採「刮痧養生保健法」在低溫中求溫暖。

　　⑴**皮毛抗力加強**：●手仰掌，從手腕中間有脈搏跳動的「太淵穴」，一直刮到手肘的「尺澤穴」，此區域為肺經所流經，能強化肺功能。

　　●手掌輕握立拳，以另一手執刮痧板，從手背大拇指根旁凹洞的「陽谿穴」，沿手臂稜線直刮至手肘橫紋的「曲池穴」，可調節大腸功能。（圖6-18A）

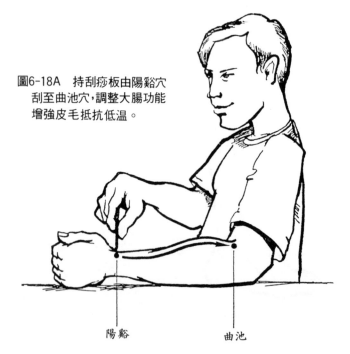

圖6-18A　持刮痧板由陽谿穴刮至曲池穴，調整大腸功能增強皮毛抵抗低溫。

陽谿　　　　　曲池

●手輕握拳，舉於身前，從手表腕橫紋中點上段位置，往手肘方向刮動，為屬陽的三焦經所流經，手表腕橫紋有調整內分泌，具加熱功能穴道。（圖6-18B）

(2)**強心升溫**：心經屬火，由手掌小指第一節的「少衝穴」，一直刮至與手腕相會凹洞的神門，再至手肘關節側的小海，能發揮身體溫度提升功能。

(3)**意念導引溫暖**：在低溫環境下以意念維持溫暖感的方法是，經常想著腹部有一團火球，向身體擴散加熱。

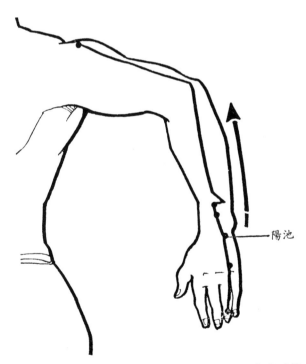

——陽池

圖6-18B 從手表腕部往手肘刮，為三焦經所流具加熱功能。

19.在冷熱交替環境進出

　　夏季時，不時在冷氣房和室外高溫走動，使身體溫度急遽變化下，陰陽無法調和，產生西方醫學所稱「熱失調」現象，這是以刮痧治療十分有效的暑痧。

　　⑴**預防中暑**：經常以刮痧板沿頸項四周刮動，舒散瘀積之氣。身體熱燥時，不要馬上喝冰冷飲料。（圖6-19A）

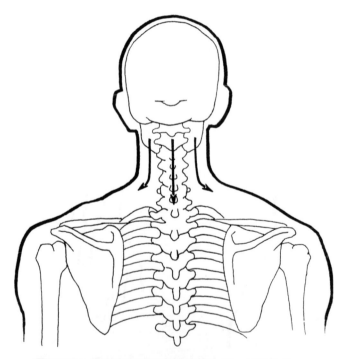

圖6-19A　經常以刮痧板舒解頸項四周，可防中暑。

⑵**中暑緩解：**●督脈從後腦頸部正中線往下刮動，直到腰骶部。可採兩段式刮法，手持刮痧板伸到頸脈部，由頸椎刮至胸椎，就個人所能及的低點；次而手伸到腰背部脊椎上，手能及的最高點，從上往下刮。

●膀胱經從枕骨下方，即後腦兩側大筋的髮際凹陷處，往胸椎與肩胛骨中點刮，直至手能及的低點。再把手伸到腰背，找到脊椎與肩胛骨中線，由上往下刮。（圖6-19B）

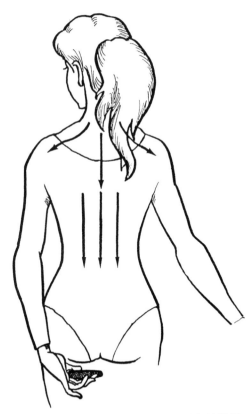

圖6-19B 中暑緩解，兩段式刮督脈與膀胱經。

(3)**局部不適緩解**：中暑後覺得有頭昏暈或其他不適或疼痛，可按陰升陽降之理，直接手持刮痧板，緩解舒通局部氣血瘀積。

20.在睡眠不足下工作

充分休息是為了讓第二天的工作做得更好，但有些時候因為思慮過多睡得不好，或不得已的情況下趕工犧牲睡眠，精神不佳卻必須面對工作。以下是在睡眠不足下讓自己舒服些的保健法。

(1)**提神醒腦**：●兩耳耳尖連線和鼻尖延長線在頭頂交會點的「百會穴」，能緩解頭昏沈、精神不濟之苦，以刮痧板在其前後區域，由前往腦後方向刮動。（圖6-20A）

百會

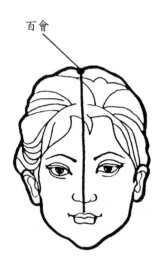

圖6-20A　睡眠不足時刮
　　　　百會穴提神醒腦。

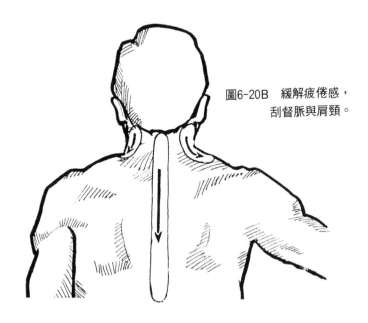

圖6-20B 緩解疲倦感，
刮督脈與肩頸。

●心經「神門穴」在手掌小指側與手腕交會的凹洞，在其前後區域，以刮痧板由指根向手腕方向刮動，對精神舒展有幫助。

⑵**減緩疲倦感：**●手持刮痧板由後腦髮際直刮正中線的督脈，可使睡眠不足的頸項僵硬感減緩。（圖6-20B）

●耳朵旁、頸項兩側的膽經多刮幾回，可使脖子僵硬感不再那麼難受。

●腳心湧泉穴，由趾頭向腳根方向多刮。

⑶**腹式呼吸集中精神：**睡眠不足則會有氧氣缺乏之感，以腹式呼吸作調整能使精神較集中。

第七章
14經脈的循行與刮痧療法

　　刮痧的基本依據就是經絡穴道，經由穴道與臟器反射區的順逆、生剋來調整一個人的虛實疾病。

　　本書第五、六章中針對現代人的各項體質和生活型態提供簡易可行的日常刮痧保健法。而就整體體質的徹底改善與各項疾病的保健則需對人體經脈的循行有更確切的了解。

　　本章將人體14經脈以圖解加註重要病穴方式，供讀者參考。經脈循行有一定走向，但對一般人或許並不容易正確取穴。所幸刮痧以穴道區域位置疏通和提引為保健方式，讀者按照圖示以刮痧特有的體表出痧反應去感覺，作為個人保健應足具價值。

1. 手太陰肺經（圖7-1）

少商　咳嗽、鼻病、喉痛、扁桃腺炎
列缺　偏頭疼
孔最　痔瘡、扁桃腺肥大
尺澤　咳嗽、咽喉痛、腕痛

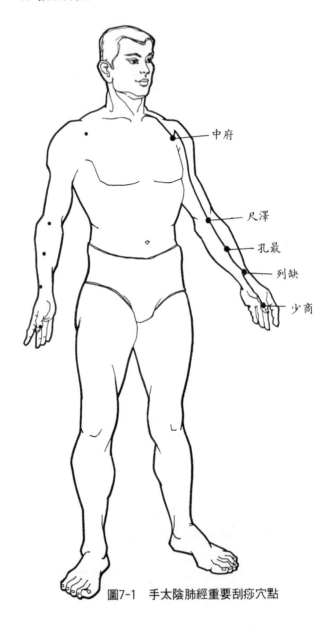

中府

尺澤

孔最

列缺

少商

圖7-1　手太陰肺經重要刮痧穴點

中府　胸悶

2.手陽明大腸經（圖7-2）

商陽　齒痛、扁桃腺炎
合谷　感冒、頭疼、齒痛
陽谿　心律不整
溫溜　暫時止住腹瀉

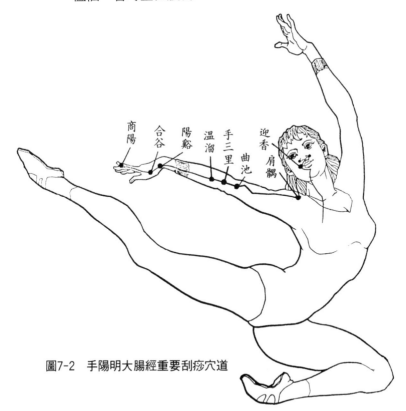

圖7-2　手陽明大腸經重要刮痧穴道

手三里　半身不遂、肩痛
曲池　手肘痛、手腕痛、半身不遂
肩髃　五十肩、半身不遂
迎香　鼻塞、不聞香臭

3.足陽明胃經（圖7-3）

頰車　顏面神經麻痺、牙齒痛
天樞　便秘、肚臍周圍痛
犢鼻　膝關節不適
足三里　半身不遂、消化不良
解谿　足膝疼痛
內庭　上邊牙齒痛、腹部膨脹感

4.足太陰脾經（圖7-4）

隱白　趾頭疼痛
公孫　腳底痛、食欲不振、大小腸不適
三陰交　月經不順、排尿困難
地機　糖尿病
陰陵泉　排尿困難
血海　內外傷瘀血、月經不順、膝關節痛

5.手少陰心經（圖7-5）

少衝　心臟病急救

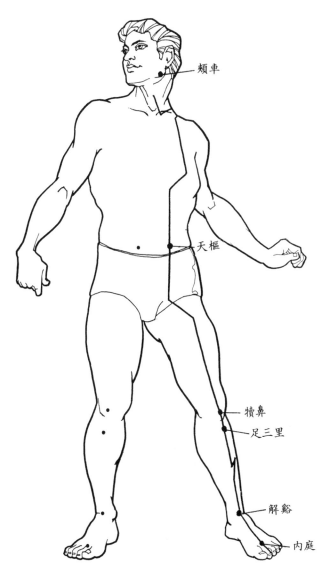

頰車

天樞

犢鼻

足三里

解谿

內庭

圖7-3 足陽明胃經重要刮痧穴點

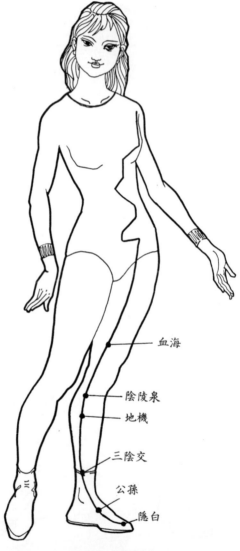

血海

陰陵泉

地機

三陰交

公孫

隱白

圖7-4　足太陰脾經重要刮痧穴點

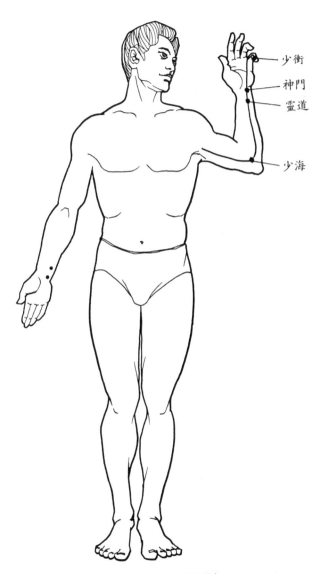

少衝
神門
靈道
少海

圖7-5　手少陰心經重要刮痧穴點

神門　便秘、失眠、心悸
靈道　咽喉痛
少海　耳鳴、肘關節不適

6. 手太陽小腸經（圖7-6）

少澤　頭痛、咽喉痛、昏暈
後谿　流行性感冒、頭痛
腕骨　腕關節痛、頭痛
陽谷　腕關節痛
天宗　胸痛
顴髎　眼睛疲累不適、顏面神經麻痺、牙齒痛
聽宮　耳鳴

7. 足太陽膀胱經（圖7-7）

攢竹　眼睛不適
睛明　眼疾、眼睛疲勞
天柱　頭痛、失眠、鼻塞、頸痠
風門　感冒、咳嗽、頭痛
肺俞　咳嗽、胸部膨滿
心俞　血液循環不良
肝俞　黃疸、咳嗽時兩脇痛、視力減退
膽俞　膽石症、黃疸
脾俞　蓄膿症、腸鳴、下痢
胃俞　胃腹脹痛、嘔吐、下痢
腎俞　腎臟疾患、腰痛、月經不順

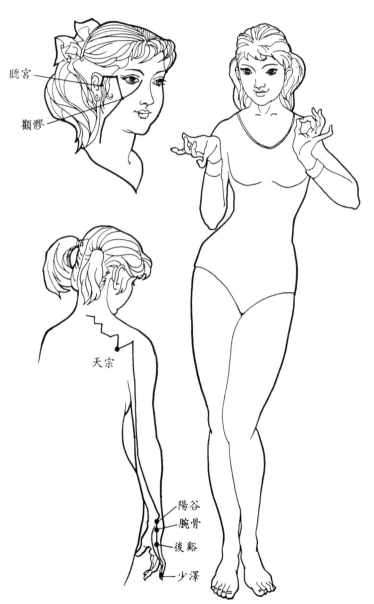

聽宮

顴髎

天宗

陽谷

腕骨

後谿

少澤

圖7-6　手太陽小腸經重要刮痧點

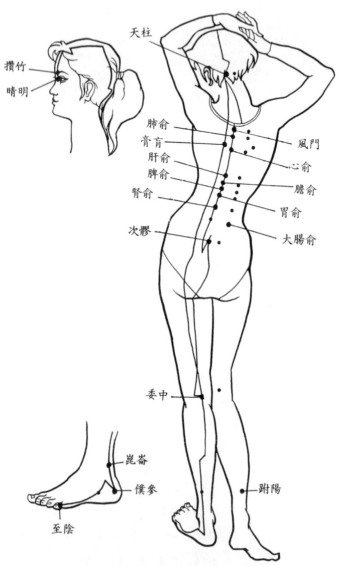

天柱

攢竹
睛明

肺俞
膏肓
肝俞
脾俞
腎俞
次髎

風門
心俞
膽俞
胃俞
大腸俞

委中

崑崙
僕參
至陰

跗陽

圖7-7　足太陽膀胱經重要刮痧穴點

大腸俞　大腸疾患、腹瀉

次髎　下痢、排尿困難、腰痛

膏肓　肋間神經痛

委中　膝痛、腰痛、坐骨神經痛

跗陽　坐骨神經痛

崑崙　坐骨神經痛、晨起下痢

僕參　腳跟骨痛

至陰　坐骨神經痛、頭疼

8.足少陰腎經（圖7-8）

湧泉　腎臟疾病、腳底痛、頭頂疼

太谿　月經不順、氣喘

復溜　下痢、腹脹、腎功能不佳

築賓　解毒

肓俞　腹部膨脹、疝氣、便秘

彧中　氣喘、支氣管炎

9.手厥陰心包經（圖7-9）

中衝　身體發熱

勞宮　心煩、腎臟功能不佳

大陵　神經質心悸、胸脇痛、口臭

內關　腕關節痛、心悸

郄門　心悸亢進

曲澤　腹痛

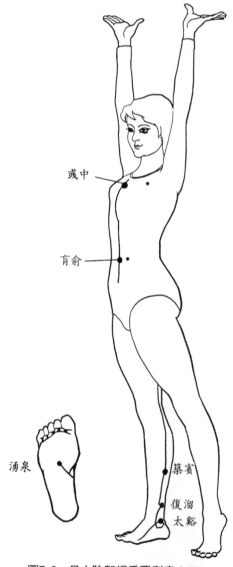

彧中

肓俞

湧泉

築賓

復溜

太谿

圖7-8　足少陰腎經重要刮痧穴點

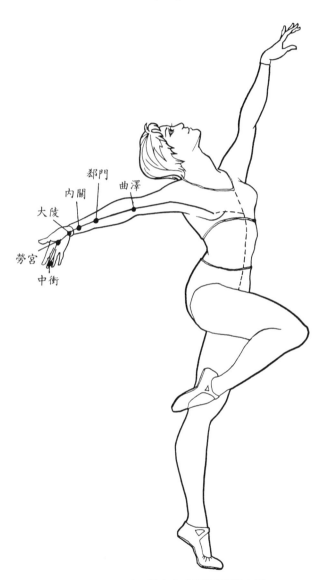

郄門

內關

曲澤

大陵

勞宮

中衝

圖7-9　手厥陰心包經重要刮痧穴點

10.手少陽三焦經（圖7-10）

關衝　耳鳴、頭疼

中渚　頭疼、咽喉痛

陽池　腕關節痛、冬天手冷

外關　腕關節炎、頭疼、耳鳴

支溝　突然失語、便秘

肩髎　五十肩

耳門　耳鳴

絲竹空　魚尾紋、偏頭疼

11.足少陽膽經（圖7-11）

聽會　顏面神經麻痺、耳鳴

瞳子髎　眼疾

風池　頭痛、感冒、頭頸僵硬

肩井　肩膀痠痛、頸項僵硬

環跳　坐骨神經痛、半身不遂、腰痛

風市　腰痛、下腹痛、半身不遂、下肢痛

陽陵泉　抽筋、半身不遂、腿膝痛、脇痛

外丘　側脇痛、坐骨神經痛

陽輔　足背痛

懸鍾　頭頸僵硬

足臨泣　足背痛

俠谿　目眩、耳鳴

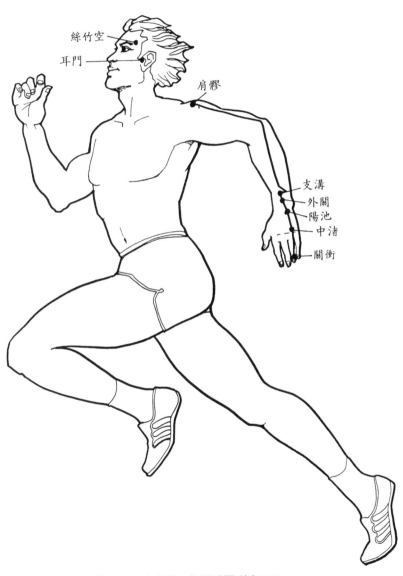

絲竹空
耳門
肩髎
支溝
外關
陽池
中渚
關衝

圖7-10　手少陽三焦經重要刮痧穴點

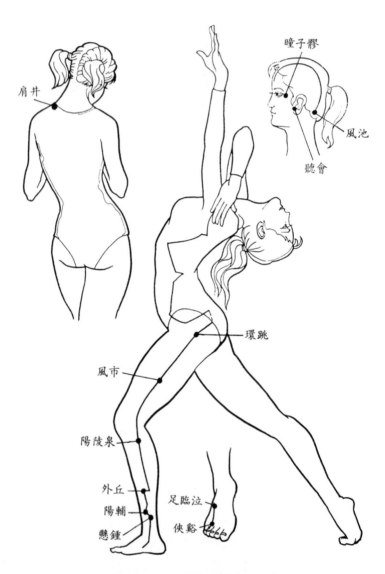

圖7-11　足少陽膽經重要刮痧穴點

12.足厥陰肝經（圖7-12）

大敦　肝臟疾病、小兒夜尿
行間　夜尿、脇痛、失眠
太衝　足底痛、排尿困難、下腹痛
中封　腰痛、腳冷
蠡溝　強精
曲泉　膝關節炎、頻尿、下腹痛
期門　經常性咳嗽、胸脇痛、肝臟疾病

13.任脈——陰脈之海（圖7-13）

廉泉　中風、舌強不語
天突　咳嗽、胸悶
膻中　胸悶鬱氣、胸痛、乳汁分泌不足
鳩尾　胃痙攣、心臟痛、嚥下困難
中脘　胃腹脹痛
水分　利尿、水瀉、腹痛
神闕　腹痛、腸鳴
氣海　下腹痛、臍周圍痛
關元　遺精、補元氣
中極　頻尿、頭重

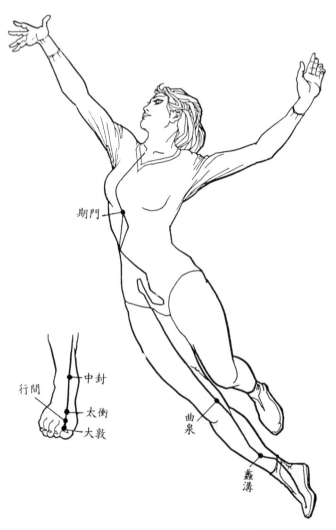

期門

中封

行間

太衝

大敦

曲泉

蠡溝

圖7-12　足厥陰肝經重要刮痧穴點

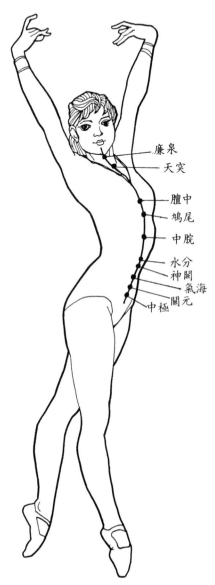

廉泉
天突
膻中
鳩尾
中脘
水分
神闕
氣海
關元
中極

圖7-13　任脈重要刮痧穴點

14.督脈──陽脈之海（圖7-14）

腰陽關　腰痛、月經痛

命門　腰痛、小兒百病

至陽　胃酸過多、咳嗽、氣喘

靈台　氣喘、支氣管弱

身柱　神經性諸症、肺疾患、小兒百病

大椎　扁桃腺炎、頭痛、感冒

瘂門　舌強不語

風府　頭痛

百會　頭痛、神經衰弱、脫肛、失眠

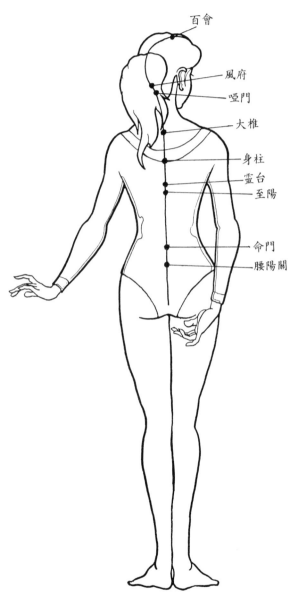

百會

風府

啞門

大椎

身柱

靈台

至陽

命門

腰陽關

圖7-14 督脈重要刮痧穴點

保健叢書23
刮痧養生保健法

1992年8月初版　　　　　　　　　　　　　定價：新臺幣200元
2008年4月初版第十四刷
有著作權・翻印必究
Printed in Taiwan.

著　　者　吳　長　新
　　　　　涂　淑　芳
發　行　人　林　載　爵

出　版　者　聯經出版事業股份有限公司
台北市忠孝東路四段555號
發　　行　　所：台北縣新店市寶橋路235巷6弄5號7F
　　　電話：（02）29133656
台北忠孝門市：台北市忠孝東路四段561號1F
　　　電話：（02）27683708
台北新生門市：台北市新生南路三段94號
　　　電話：（02）23620308
台　中　門　市：台中市健行路321號
　　　電話：（04）22371234　ext.5
高　雄　門　市：高雄市成功一路363號
　　　電話：（07）2211234　ext.5
郵政劃撥帳戶第0100559-3號
郵　撥　電　話：27683708
印　刷　者　世和印製企業有限公司

行政院新聞局出版事業登記證局版臺業字第0130號

本書如有缺頁，破損，倒裝請寄回發行所更換。　ISBN　978-957-08-0829-2 (平裝)
聯經網址 http://www.linkingbooks.com.tw
電子信箱 e-mail:linking@udngroup.com

國家圖書館出版品預行編目資料

刮痧養生保健法 / 吳長新、涂淑芳著 .
--初版 . --臺北市：聯經，1992年
140面；14.8×21公分 . -- (保健叢書；23)
ISBN　978-957-08-0829-2(平裝)
〔2008年4月初版第十四刷〕

1.刮痧

418.922　　　　　　　　　　81004051

保健叢書